子どもの健康と安全

改訂第2版

編集／執筆
●
大西文子
日本赤十字豊田看護大学

執筆
●

飯田大輔・遠藤幸子
岡田摩理・輿水めぐみ
神道那実・鳥居賀乃子
増尾美帆・山田裕子

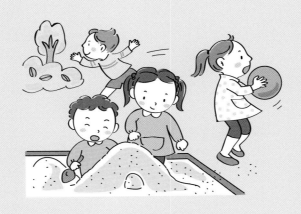

中山書店

序

『子どもの健康と安全』改訂第 2 版に寄せて

　2012 年に初版を刊行した『子どもの保健 演習』は，社会制度の変化などを受け，2017 年には改訂作業を行い第 2 版となりました．さらに，保育を取り巻く社会情勢が変化するなか，「保育所保育指針」が平成 30 年に改定され，それに基づく保育士養成課程の新カリキュラムが示されました．それに伴い，これまで多くの保育士養成大学や養成学校で教科書として利用いただいていた『子どもの保健 演習』は，採用いただいている先生がたや，中山書店様からのご要望を受け，2019 年には『子どもの健康と安全』として生まれ変わりました．関係諸機関の先生がたには，引き続き本書をご利用いただき改めて感謝申し上げます．

　さて，現在の保育を取り巻く社会情勢として，子どもたちが健康に育ち・育てられる環境において，これまで以上に子どもたちの心身の安全が揺らいでいます．たとえば新型コロナウイルス(COVID-19)による感染拡大は今もなお継続しています．そのため，保育所における子どもの保育は，子どもに接触する保育士のかたはもちろん，関係職員の方々もマスクを着用しながら，常に手指消毒を行うなど，これまでの日常とはまったく異なる保育体制となっています．いうまでもありませんが，幼い子どもは，人と触れ合うなかでその人の顔の表情を読み取りながら言葉やその意味を理解し，コミュニケーションをとり，社会性を育んでいきます．このような機会を維持することが困難な状況のなか，保育所などでは，さまざまな工夫がなされているようです．

　『子どもの健康と安全』初版刊行から 3 年を経て，さまざまな社会の変化を受けて，今回の改訂第 2 版では，予防接種など制度が大きく変わった事項について最新の情報とし，また，食事，事故防止，感染予防，児童虐待，社会制度等について，最新のデータを盛り込んでいます．

　読者の皆様には，特に再度，子どもの健康と安全，発育，子育てに必要な養護・しつけ，事故防止に目を通していただき，本書が子どもの健康と安全を可能な限り保証する一助となれば幸いでございます．

令和 4 年 8 月吉日

日本赤十字豊田看護大学　小児看護学

大西 文子

・目次・

執筆者一覧

［編集・執筆］

大西文子　　　日本赤十字豊田看護大学大学院 看護学研究科看護学専攻・
　　　　　　　看護学部看護学科小児看護学特任教授

［執筆］（50 音順）

飯田大輔　　　日本赤十字豊田看護大学 看護学部精神看護学助教

遠藤幸子　　　日本赤十字豊田看護大学 看護学部小児看護学助教

岡田摩理　　　日本赤十字豊田看護大学 看護学部小児看護学教授

輿水めぐみ　　滋賀医科大学 医学部看護学科公衆衛生看護学講座講師

神道那実　　　日本赤十字豊田看護大学 看護学部小児看護学准教授

鳥居賀乃子　　日本赤十字豊田看護大学 看護学部小児看護学助手

増尾美帆　　　元 日本赤十字豊田看護大学助教

山田裕子　　　名古屋女子大学 健康科学部看護学科公衆衛生看護学准教授

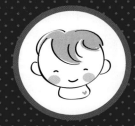

1章

子どもの
健康と安全

1 子どもの成長発達と健康

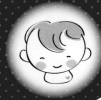

上田礼子. 生涯人間発達学 改訂第2版 増補版. 東京：三輪書店；2012.

▶児童虐待【参照：第7章 p.187】

用語解説
児童虐待防止法
児童虐待防止法（児童虐待の防止等に関する法律）は，平成12（2000）年に制定され，その後も虐待の増加に対応して何度もの改正が行われている。

Check
シール

● すべての子どもは成長発達途上にあり，自分で身を守ることができない．そのため，子どもの心身が健やかに育まれるように，周囲の人々が環境安全の実施体制を整えることが重要である．

保護者が子どもの特徴を理解するための啓発活動

● 多くの子どもたちが健全に成長発達する一方，わが国では児童虐待が増加の一途をたどり，虐待によって子どもたちの尊い命が失われる事件が後を絶たない．

● このため平成28（2016）年に児童虐待防止法が改正され，市町村レベルで児童虐待の予防や早期発見・早期対応のための具体的な対策がとられた．

● しかし，実の両親が原因の児童虐待による子どもの死のニュースが後を絶たないのはなぜだろうか．

● 生まれたばかりの人間の赤ちゃんは，たとえ2,500g以上の体重があっても"未熟児"で生まれてくる（上田，2012）という．そのわけは，動物の赤ちゃんは生まれてきてしばらくすると自分自身の力ですぐ立ち上がりお母さんのおっぱいに吸いつき，生きるすべを持っているのに対し，人間の赤ちゃんはお腹が空いたら泣き，それが満たされなければさらに強く激しく泣き続けることしかできず，生きるすべが備わっていないからであるという．

？考えてみよう！

● 近年起こった児童虐待事件にどんなものがあるか調べてみよう．またその事件の背景（家族構成や貧困など）になった問題を皆で考えてみよう．

図 1-1-1 ▶ 人間の身体の発達

新生児 　　2〜3か月 　　7〜9か月 　　10〜12か月
　　　　　（頸部前弯）　（胸部後弯）　（腰部前弯）

（高石昌弘. からだの発達. 東京：大修館書店；1981.）

- すなわち，人間の子どもでは，個人差はあるが，よちよち歩きの二足歩行（高石，1981）（図1-1-1）ができるようになるのは1歳4か月前後であり，4歳半頃までにはようやく一人で食べることや衣服の着脱および排泄の自立はできるようになるものの，一人で眠ることができない状況である．それにもかかわらず，3歳頃からは認知の発達が著しく（ピアジェ，2007）おしゃべりが多くなり，相手にならないと怒るなど，かかわりが難しくなる，といったように大変手がかかり，親にとっては困りごとのひとつになっている．
- **子どもが健康・安全に育つためには，まず親がこのような人間の子どもの特徴を理解する必要があり，社会による親への啓発活動が望まれる．**
- 保育所では，産休明けから利用されている乳児期・幼児前期・幼児後期の子どもの成長発達過程と接することができるため，保育所の立場をうまく活用する手立てを考えることも可能であろう．

J. ピアジェ著，中垣哲訳．ピアジェに学ぶ認知発達の科学．京都：北大路書房；2007.

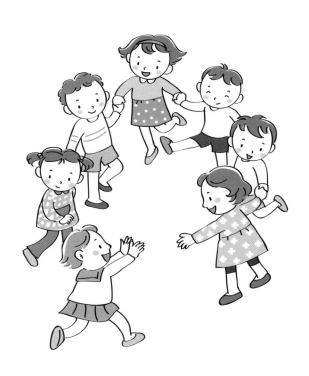

子どもの健康維持増進のためのセルフケア行動の確立

（1）子どもの健康維持増進と成長発達

- 子どもの成長発達過程は長期的なものであり，その間，健康に過ごすことが大変重要である．
- 子どもの成長発達過程には，母親由来の**免疫力**の減少[*1]とともに自力での免疫力の発達，乳汁栄養や離乳食・幼児食を経て発達する消化能力の発達，ものの見方・考え方を育む探索行動のための寝返り・這う・伝い歩き・よちよち歩きなどの**粗大運動**の発達，手でつまむ・道具の両手への持ち換えなどの緻密性の発達がある．
- これらの多くの成長発達過程の課題において，キャッチアップ現象はあるものの，長期的な健康障害は弊害になることもある．そのため，子どもが健やかに成長発達するためには，健康状態であることが必須条件である．
- なお，生まれながらにして障害がある子ども，病気にかかり合併症として障害をもつことになった子どもについても，その子どもなりの健康維持増進状態において，その子どもなりの成長発達があることを理解しなければならない．

（2）子どものセルフケア行動の確保とその支援

- セルフケア（self-care）とは，自己ケアであり，健康の回復，維持，増進に必要な活動を自分自身で積極的に行うことである．
- 生活習慣の基本となる基本的生活習慣の確立は幼児期後半であり，子どもの成長発達とともに拡大し，セルフケア能力とセルフケア行動が確保されていく（図 1-1-2）．

図 1-1-2 ▶ セルフケア能力と行動

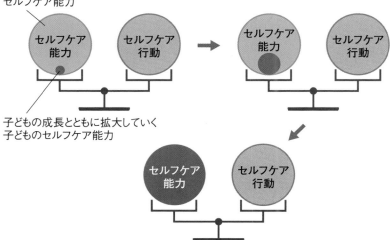

（コニー・M・デニス著，小野寺杜紀監訳，オレム看護論入門 セルフケア不足看護理論へのアプローチ，東京：医学書院：2002 より作成.）

[*1]
免疫力の減少とともに，生後6か月以降はかぜをひいたりしやすくなる.

用語解説

生下時体重
生まれた時の妊娠週数と体重によって，以下のように分類される（出生体重・在胎週数による新生児の分類（WHO の ICD-10 より））．

[新生児の出生体重]
巨大児：4,000g 以上
低出生体重児：2,500g 未満
極低出生体重児：1,500g 未満
超低出生体重児：1,000g 未満

[在胎週数]
過期産児：42 週以上で出生
正期産児：37 週以上 42 週未満で出生
早産児：37 週未満で出生
超早産児：28 週未満で出生

キャッチアップ現象
ある器官や機能の成長発達には決定的な時期があり，この時期を臨界期（敏感期）と呼ぶ．この臨界期以外の時期に疾病や栄養障害があっても身体状況が改善すると体重や身長が疾病に罹患する前の成長速度を上回る速さで回復する現象をキャッチアップ現象という．

2 子どもの健康に影響するもの

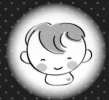

Check
シール

- 子どもの健康に影響を与える因子としては，以下のようなものがある．

身体的健康に影響するもの

- 子どもの健康のためには，年齢や体格，および発達段階に応じ，適切な栄養摂取が必要である（表 1-2-1）．
- 子どもは脳の機能が未発達なため，大人以上に十分な睡眠が必要である（p.54 図 3-3-3）．

表 1-2-1 ▶ 1日あたりのエネルギー量および栄養素の摂取基準

年齢	エネルギー（推定エネルギー必要量）kcal		タンパク質（推奨量）g		脂質（総エネルギーに占める割合）% エネルギー		Ca（推奨量）mg		鉄（推奨量）mg	
	男	女	男	女	男	女	男	女	男	女
0～5か月	550（母乳）	500（母乳）	10（目安量：母乳）		50		200（目安量：母乳）		0.5（目安量：母乳）	
6～8か月 9～11か月	650 700	600 650	15（目安量：母乳） 25（目安量：母乳）		40		250（目安量：母乳）		5.0	4.5
1～2歳	950	900	20	20	20以上30未満		450	400	4.5	4.5
3～5歳	1,300	1,250	25	25	20以上30未満		600	550	5.5	5.5
6～7歳	1,350～1,750	1,250～1,650	30	30	20以上30未満		600	550	5.5	5.5
8～9歳	1,600～2,100	1,500～1,900	40	40	20以上30未満		650	750	7.0	7.5
10～11歳	1,950～2,500	1,850～2,350	45	50	20以上30未満		700	750	8.5	8.5 12.0（月経あり）

（参考：日本人の食事摂取基準（2020年版）（概要）．）

精神的・社会的健康に影響するもの

- 精神的，社会的な子どもの健康には，人的環境，物理的環境が重要である．

（1）人的環境

- 子どもの精神的，社会的健康維持のためには，人的環境が重要であり，世話をする特定の養育者が必要である．養育をするのは，保護者である父親，母親の存在はかけがえがないが，いない場合は，それに代わる特定の人が必要である（ボウルビー，1969）（図 1-2-1）．たとえば，祖父母，施設の養母などである．

（2）物理的環境

- 運動は子どもの身体的発育や社会性の形成などに影響するため重要である．身体を使って皆とともにする遊びは子どもの生活そのものであるため，常に遊ぶことのできる環境下にあることが望ましい．

＊2
ボウルビー(1969)
Attachment:
Attachment and
loss,Vol.1.Basic Books,
New York.

図 1-2-1 ▶ ボウルビーのアタッチメント理論*2(母子相互作用)

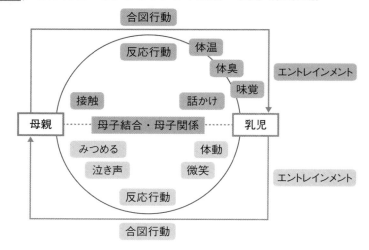

表 1-2-2 ▶ 遊びの意義

1)手足・腰の力を強くする.
2)関節が固くなるのを防ぐ.
3)体の中の働きを盛んにする.
4)血液の流れを良くする.
5)気分転換・ストレス発散
6)考えることが行動と結びつき,社会性が生まれる(子どもの場合).

● 「遊び」の意義は大人と子どもで異なる部分がある.子どもの遊びは,身体
的・精神的・社会的健康に影響する.つまり,子どもにとっての遊びは,子
どもの体とこころを育み,思考を行動化する過程で人間とのかかわりが生じ
社会性が育まれる(表 1-2-2).

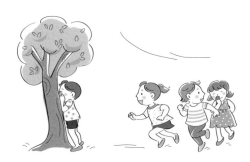

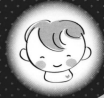

3 子どもを取り巻く環境と安全

- 子どもを取り巻く環境は，子どもが育ち・育てられる環境である（図1-3-1）．ミクロシステム（父・母・きょうだい・祖父母など），メゾシステム（ソーシャルサポート：地域のコメディカルや関係機関専門職のサポートなど），エクソシステム（国家・行政など）の環境下で「安全」という共通の目標に基づいている．

- 1994年に批准された子どもの権利条約や，さまざまな社会基盤や法律などに守られ，子どもが育つ環境を保障し，育てられる環境を確保するシステムが，わが国では形作られている．

- 具体的には，子どもは，子ども自身とその両親や祖父母，およびきょうだいで構成される家族の，最も小さな社会を基盤にしている．成長するとともに関係する法律，すなわち母子保健法，児童福祉法，学校安全保健法，学校教育法，少年法，児童虐待防止法などにより守られながら，生活する社会は拡大され，保育所や幼稚園，小学校・中学校・高等学校に通学することになる．

- そして，成長発達の経過において，疾病に罹患したりその合併症により健康障害を生じた子どもの場合にはソーシャルサポートを受けながら，その子どもなりの健康増進・維持を図りながら成長発達を目指していくことになる．

用語解説

子どもの権利条約

子どもの権利条約（児童の権利に関する条約）は，子どもの人権を国際的に保障するための条約．1989年の国連総会で採択され，翌年発効した．日本の批准は4年後の1994年である．採択され，批准されるまでの歴史を調べてみよう．

図1-3-1 ▶ 子どもが育ち・育てられる環境

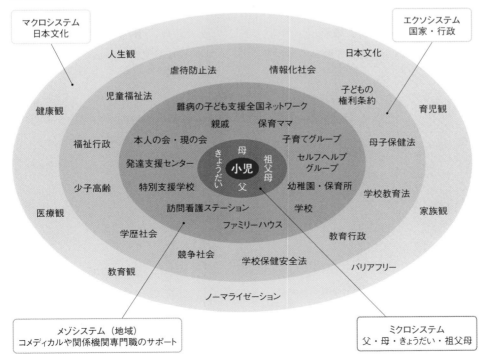

（参考：Bronfenbrenner, U. の生態学的視点による生活環境モデル）

「子どもの権利条約」
守られるべき子どもの権利

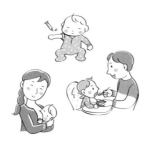

生きる権利

すべての子どもの命が守られること

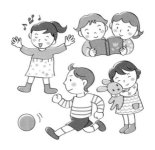

育つ権利

もって生まれた能力を十分に伸ばして成長できるよう，医療や教育，生活への支援などを受け，友達と遊んだりすること

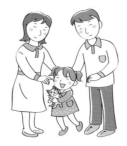

守られる権利

暴力や搾取，有害な労働などから守られること

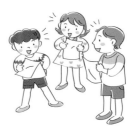

参加する権利

自由に意見を表したり，団体を作ったりできること

（日本ユニセフ協会HP より
https://www.unicef.or.jp/about_unicef/about_rig.html)

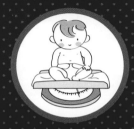

2章

子どもの
健康と発育

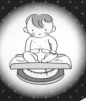

学習のポイント

1. 成長発達の一般的原則を理解する.

- 子どもの成長発達は，いくつかの原則に基づいて進行していく.
- **成長発達が早い子どもと遅い子どもがいるが，一般的原則は同じである.**

方向性・順序性がある(図2-1-1)

- 頭部から足の方向へ進む.
- 身体の中心部から末梢の方向へ進む.

急速に発達する時期と緩慢な時期がある

- **各器官によって成熟する時期や速さが異なる.** スキャモンは，全身の器官をリンパ系型，中枢神経系型(脳，脊髄)，一般型(筋肉，骨格，呼吸器，消化器，循環器，血液量など)，生殖器型に分類し，各臓器の発育を図式化している(図2-1-2).
- ある器官や機能が成熟する過程には，決定的に重要な時期(臨界期)があり，臨界期に適切な刺激が加われば成長発達が促される.反対に，臨界期に必要な刺激がなければ成長発達が阻害されてしまう.
- 身長や体重は病気や障害によって一時的に成長が妨げられても，身体状況が改善すると病気になる前よりも速い速度で成長が追いつく(キャッチアップ現象).

個人差がある

- 遺伝的要因や環境的要因(家庭環境，社会的環境，健康状態など)の影響を受ける.
- 諸器官の成熟に応じた経験を促すことで，学習および発達は促進される.

図 2-1-1 ▶ 発達の方向

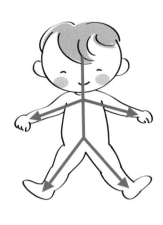

図 2-1-2 ▶ スキャモンの臓器別発育曲線

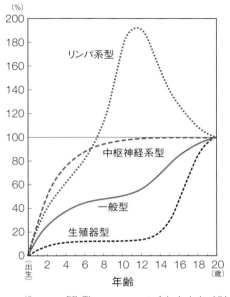

20歳の発育を100として, 各年齢の値をその百分比で表している.

(Scammon RE. The measurement of the body in children. In：Harris JA, et al. editors. The Measurement of Man. University of Minesota Press；1930.）

自己学習 ▶ 成長発達の一般的原則

1. 成長発達には, 方向性・順序性があり, （　　　）から（　　　）の方向へ, 身体の（　　　）から（　　　）の方向へ進む.

2. 成長発達には, 急速に発達する時期と緩慢な時期とがあり, （　　　）期に適切な刺激が加わることで促進される.

3. 成長発達は, 遺伝的要因や環境的要因に影響を受けるため, （　　　）差がある.

解答

［1］ 頭部, 足, 中心部, 末梢

［2］ 臨界

［3］ 個人

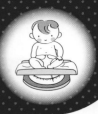

学習のポイント

1. 各年齢における形態的発達の特徴を理解する.

体重

- 出生時の平均体重(2010 年)は，男児 2,980 g，女児 2,910 g である(表 2-2-1).
- 生後 3～4 か月には出生時体重の約 2 倍，1 歳時には約 3 倍に増加する.
- 体重の増加量は，乳児期前半が最も多く，その後徐々に減っていく(表 2-2-2).

身長

- 出生時の平均身長(2010 年)は，男児 48.7 cm，女児 48.3 cm である(表 2-2-1).
- 1 歳時には出生時身長の約 1.5 倍，4 歳時には約 2 倍になる.
- 乳児期前半に急激な増加がみられ，幼児期に入ると徐々に増加がゆるやかとなる.
- 学童期後半になると，女児の身長が急激に増加し，その後男児の身長が急激に増加する.

胸部

- 出生時の平均胸囲(2010 年)は，男児 31.6 cm，女児 31.5 cm である(表 2-2-1).
- 1 歳時には，約 44～46 cm になる.
- 出生時の胸囲は頭囲より小さいが，1 歳前後から胸囲のほうが大きくなる.
- 乳児は**腹式呼吸**を行っているが，胸郭と筋肉の発達に伴い**胸式呼吸**へと変化していく．3～7 歳ごろまでは胸腹式呼吸，それ以降は胸式呼吸となる.

頭部

- 出生時の平均頭囲(2010 年)は，男児 33.5 cm，女児 33.1 cm である(表 2-2-1).
- 生後 6 か月で約 42～43 cm，1 歳時には約 44～46 cm と，生後 6 か月までに急速に発達する.
- 頭囲の成長は，脳の発達と重要な関連があり，出生時約 400g の脳は，生後 6 か月で約 2 倍，1 歳時には約 3 倍になる.

表2-2-1 ▶ 出生時の体重・身長・胸囲・頭囲の平均値（2010年）

	男	女
体重(g)	2,980	2,910
身長(cm)	48.7	48.3
胸囲(cm)	31.6	31.5
頭囲(cm)	33.5	33.1

（厚生労働省雇用均等・児童家庭局. 平成22年乳幼児身体発育調査報告書：2011.）

表2-2-2 ▶ 小児の平均体重増加量

年 齢	平均体重増加量
1〜3か月	25〜30 g／日
3〜6か月	20〜25 g／日
6〜9か月	15〜20 g／日
9〜12か月	7〜10 g／日
1〜2歳	1.5〜3.0 kg／年
2〜3歳	1.0〜1.5 kg／年
3〜5歳	0.7〜1.5 kg／年

図2-2-1 ▶ 頭部：大泉門と小泉門

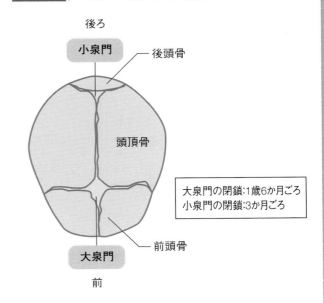

後ろ
小泉門
後頭骨
頭頂骨
大泉門の閉鎖:1歳6か月ごろ
小泉門の閉鎖:3か月ごろ
前頭骨
大泉門
前

- 1歳6か月ごろまでの乳幼児は，骨縫合に間隙がみられる．前頭骨と頭頂骨に囲まれた部分を**大泉門**，頭頂骨と後頭骨に囲まれた部分を**小泉門**という（図2-2-1）．大泉門は1歳6か月ごろ，小泉門は生後3か月ごろに閉鎖する．

生歯

- 乳歯は，生後6〜8か月ごろに生え始め，2〜3歳で上下10本ずつ計20本が生えそろう（図2-2-2）．
- 乳歯は5〜6歳ごろから抜け始め，同時に永久歯が生え始める．
- 永久歯は，第3臼歯を除いて12〜13歳ごろまでに計28本生えそろう．第3臼歯は17〜21歳に生えるが，上下4本すべてが生えないこともある．第3臼歯が4本生えそろうと，永久歯は計32本となる．
- 乳歯の萌出時期は，妊娠中の母親の栄養状態の影響を受ける．また，永久歯の萌出時期は，乳幼児期の栄養状態の影響を受ける．したがって，乳歯・永久歯ともに萌出時期は個人差が大きい．

図 2-2-2 ▶ 歯の生え方

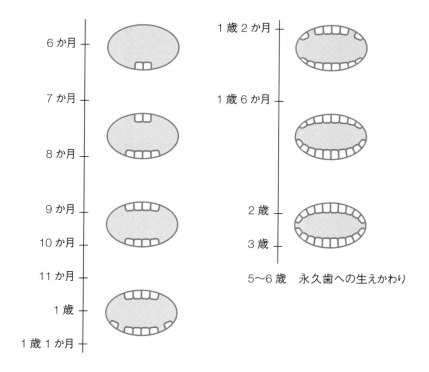

6か月	1歳2か月
7か月	1歳6か月
8か月	
9か月	2歳
10か月	3歳
11か月	5〜6歳　永久歯への生えかわり
1歳	
1歳1か月	

骨

- 骨は，身体の発育に伴い，長さ・太さ・密度を増して成熟していく.
- 低身長など成長の遅れが認められた場合には，左手のX線像から手根骨の化骨化をみて骨年齢を判定する.

身体のバランス

- 年齢が小さいほど，身長に対して頭が大きい.
- 身長と頭のバランスは，新生児では4：1，2歳ごろでは5：1，6歳ごろでは6：1，12歳ごろでは7：1となる(図2-2-3).

自己学習 ▶ 形態的発達

体重
1. 体重は，生後3〜4か月に出生時の約(　　　)倍，1歳時には約(　　　)倍になる.

身長
2. 身長は，1歳になると出生時の約(　　　)倍，4歳になると約(　　　)倍になる.

図 2-2-3 ▶ 身体のバランス

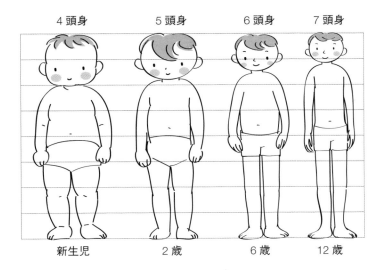

4頭身　5頭身　6頭身　7頭身

新生児　2歳　6歳　12歳

頭部

3. 頭囲の成長は脳の発達と関連があり，出生時約（　　　）gの脳は，生後6か月で約（　　　）倍，1歳時には約（　　　）倍になる．子どもの骨縫合には間隙があり，前頭骨と頭頂骨に囲まれた部分を（　　　）といい，（　　　）歳（　　　）か月ごろに閉鎖する．また，頭頂骨と後頭骨に囲まれた部分を（　　　）という．

生歯

4. 乳歯は，生後（　　　）か月ごろに生え始め，2〜3歳で上下（　　　）本ずつ生えそろう．永久歯に生え変わるのは（　　　）歳ごろである．

身体のバランス

5. 身長と頭のバランスは，新生児では（　　　）：1，（　　　）歳ごろでは5：1，（　　　）歳ごろでは6：1，（　　　）歳ごろでは7：1となる．

解答

［1］2，3
［2］1.5，2
［3］400，2，3，大泉門，1，6，小泉門
［4］6〜8，10，5〜6
［5］4，2，6，12

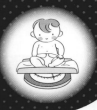

3 運動機能の発達

Check
シール

学習のポイント

1. 何歳になるとどのような運動ができるようになるのかを理解する.

- **粗大運動や姿勢の保持は,生後1年間に急速に発達する**.
- 運動機能の発達は,首のすわり,寝返り,おすわり,つかまり立ち,一人歩きの順に進んでいくのが一般的である.
- 発達の速度,順序には個人差がある.
- 次に挙げる発達状況は,一般的に使われている**日本版デンバー式発達スクリーニング検査 DENVERⅡ**(図2-3-1)による基準を用いている.

粗大運動の発達(図2-3-2)

(1)0〜4か月

- 生後1か月ごろまでは,首を保持することができず,左右どちらかを向いて寝ている.
- 生後1か月を過ぎると,短時間であれば仰向けの状態で頭を正面に保持することができる.
- 4か月になると仰向けで頭の向きを自由に変えることができ,うつ伏せにすると手をついて頭を持ち上げることができる(**首のすわり**).

(2)4〜6か月

- 5か月になると腰を支えてあげれば座れるようになり,6か月になると両手をついて座ることができる.
- 6か月になると,自分で仰向けからうつ伏せになることができる(**寝返り**).

(3)6〜9か月

- 8か月になると,手をつかなくても座ることができる(**おすわり**).
- 9か月になると,手と足を使ってはいはいすることができる.

(4)9〜12か月

- 10か月になると,何かにつかまって一人で立ち上がることができる(**つかまり立ち**).
- つかまり立ちができるようになると,次につたい歩きができるようになる.

図 2-3-1 ▶ 日本版デンバー式発達スクリーニング（－ DENVER Ⅱ －）

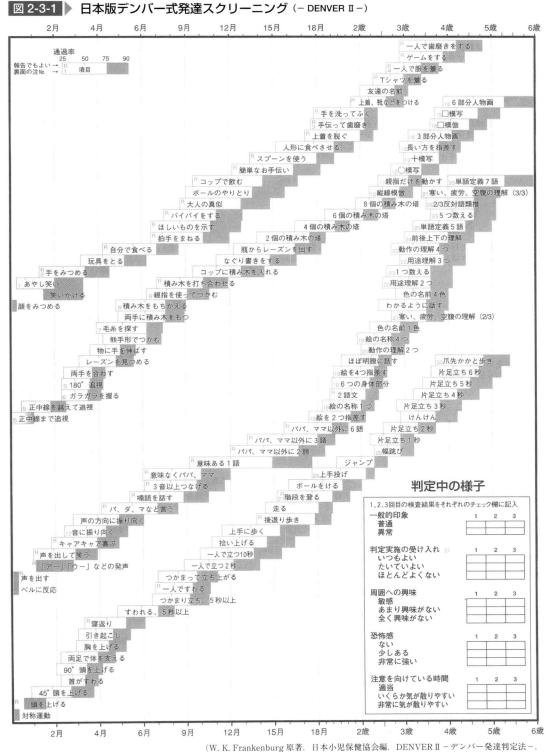

（W. K. Frankenburg 原著．日本小児保健協会編．DENVER Ⅱ －デンバー発達判定法－．
東京：日本小児医事出版社；2009.）

図 2-3-2 ▶ 粗大運動

0か月
左右どちらかを向いて寝ている

1～2か月
自分で正面を向く

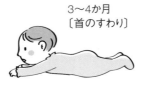
3～4か月
〔首のすわり〕
うつ伏せで頭を持ち上げる

5～6か月
〔寝返り〕
仰向けからうつ伏せになる

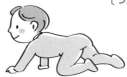

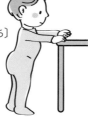
6か月
〔両手をついて座る〕
両手をついて座る

8～9か月〔おすわり，はいはい〕
手をつかずに座る〔おすわり〕　〔はいはい〕

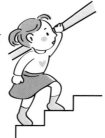

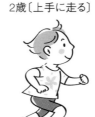

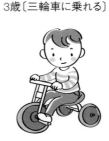
9～10か月
〔つかまり立ち〕
何かにつかまって立ちあがる

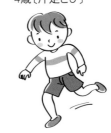
1歳3か月
〔一人歩き〕

1歳9か月
〔手すりを持って
階段をのぼる〕

2歳〔上手に走る〕　　3歳〔三輪車に乗れる〕　　4歳〔片足とび〕

（5）1～2歳

- 1歳ごろになると，つかまり立ちの状態から手を離して数秒間立っていることができる.
- 1歳3か月ごろになると，一人で歩くことができる（**一人歩き**）.
- 1歳9か月ごろになると，手すりを持って階段をのぼることができる.

（6）2歳

- 2歳を過ぎると，転ばずに上手に走ることができる.
- 上手投げでボールを投げることができる.

（7）3歳以降

- 3歳になると，片足立ちや三輪車に乗ることができる.
- 4歳以降になると，片足とびや綱渡り歩きなど，幅広い運動ができるようになる.

図 2-3-3 ▶ 微細運動

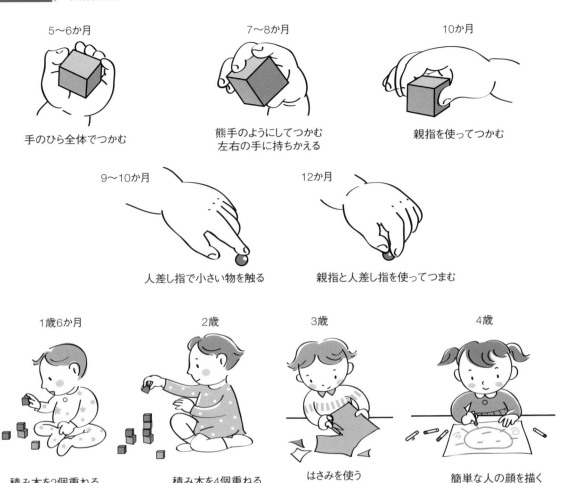

5〜6か月
手のひら全体でつかむ

7〜8か月
熊手のようにしてつかむ
左右の手に持ちかえる

10か月
親指を使ってつかむ

9〜10か月
人差し指で小さい物を触る

12か月
親指と人差し指を使ってつまむ

1歳6か月
積み木を2個重ねる

2歳
積み木を4個重ねる

3歳
はさみを使う
垂直線を模倣する

4歳
簡単な人の顔を描く
四角を模倣する

微細運動の発達(図 2-3-3)

- 手足の運動(微細運動)は，中枢から末梢に向かって進む．すなわち，腕や足全体を動かす運動から指先を使う運動へと進んでいく．

(1)0〜6か月

- 2〜3か月ごろまでは，手のひらに物があたると握り返す反応(把握反射)がみられる．
- 4か月ごろから物がある方向へと手を伸ばすようになる．
- 6か月ごろまでは，手のひら全体で物を覆うようにして物をつかむ．

(2)6〜9か月

- 7〜8か月ごろには，手を熊手のようにして物をつかむようになる．
- 積み木を左右の手に持ちかえることができる．

（3）9～12か月

- 10か月ごろになると親指を使って物をつかむようになる.
- 9～10か月には，小さな物を人差し指で触るようになり，12か月ごろになると親指と人差し指を使って指先で物をつまむことができる.

（4）1～2歳

- 1歳6か月になると2つの積み木を積み重ねることができるようになる.

（5）2歳

- 4つの積み木で塔を作ったり，ビンの中から干しブドウなど小さなものを取り出すことができる.

（6）3歳以降

- 3歳になると，はさみを使ったり，8つの積み木で塔を作ったり，垂直線を模倣することができる.
- 4歳以降になると，四角を模倣したり，簡単な人の顔を描くことができる.

自己学習 ▶ **運動機能の発達**

粗大運動の発達

1. 運動機能の発達について，首がすわるのは生後（　　　）か月，寝返りができるのは生後（　　　）か月，手をつかずに座れるのは生後（　　　）か月，つかまり立ちができるのは生後（　　　）か月，一人歩きができるのは（　　　）歳（　　　）か月である.

解答

［1］ 4，6，8，10，1，3

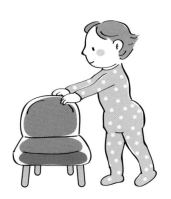

4 精神機能の発達

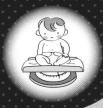

学習のポイント

1. 各年齢における認知, 情緒, 社会性の特徴を理解する.

認知

（1）思考

- 1か月ごろには, 物を目で追うようになり, 3か月ごろには物を左右に動かすと180度追うことができる（追視）.
- 1歳までの乳児は, 触る, なめる, 口に入れるといった行動によって物を認識する.
- 乳児期後半になると, 欲しい物があるとそれを何とかして取ろうとする志向性がうまれる.
- 1歳6か月を過ぎると, 自分が行った行動と結果を結びつけて考えるようになり, 経験済みのことに関しては結果を予測して行動することができるようになる.
- 2歳を過ぎると, 積み木を電車や車に見立てて遊ぶなど, 頭のなかで考え, イメージ化して表現することができるようになる.

（2）記憶

- 記憶力は, 生後6〜7か月ごろから発達し始める.
- 乳児期後半になると, 目の前で物を隠すと隠した物を記憶して探そうとする行動がみられる.
- 年齢とともに, 記憶できる容量が増え, 記憶している時間が長くなる.

（3）注意

- 子どもが注意を持続できる時間は短く, さまざまなことに関心が移る.
- 注意を持続できる時間は, 3歳ごろで10〜15分程度, 5歳ごろでは30分程度である.

（4）概念

- **数量概念**：1歳6か月ごろは, 1個か2個以上（たくさん）の区別しかできないが, 3〜4歳になると数の違いがわかるようになる. 学童期になると量・重さ・体積の概念が形成される.
- **時間概念**：2歳ごろになると「きのう」「あした」「あとで」といった過去・未来を表す言葉がみられ始め, 4歳ごろになると正しく理解して使えるように

なる．学童期になると，時計が示す時刻の概念が確立し，遠い過去や未来といった長い時間軸が理解できるようになる．

- **空間概念**：2～3歳ごろまでは，自分が存在する空間と目でみたり触ったりしている物（視覚的・触覚的空間），実際に物が存在している空間など，さまざまな空間を同じものとして結びつけることができないが，3歳ごろから徐々に理解できるようになる．

（5）言語

- 生後2～3か月では，「アー」，「ウー」などの音（喃語：なんご）を出し，成長とともにさまざまな音を出すようになる．
- 生後9～10か月になると，ほかの人が言ったことをまねするようになる．
- 1歳ごろになると約半数の子どもが「ママ」，「マンマ」など，初めて意味のある言葉（初語）を発するようになる．
- 2歳ごろになると「ワンワン，いた」，「パパ，会社」など，2つの単語を組み合わせて話せるようになる（**2語文**）．
- 言語の発達は，保護者の日常的な話しかけの程度やきょうだいの有無などさまざまな影響を受けるため個人差が大きい（表2-4-1）．

情緒

- 感情は，乳児期から5歳ごろまでに分化し，5歳ごろには成人とほとんど同じ情緒が現れる（図2-4-1）．
- 生後3か月ごろから，快と不快の感情を表現するようになり，その後怒りや嫌悪・恐れの感情が芽生えていく．
- 快の感情は，不快の感情の分化より遅く，1歳ごろから分化する．

社会性

- 生後2～3か月の乳児は人の違いを区別することはできないが，生後6～7か月になると，母親などの特定の人と見知らぬ人を区別するようになり，母親がそばを離れると不安になって泣くようになる（**分離不安**）．また，見知らぬ人が近づいてくると泣くようになる（**人見知り**）．
- 1歳までは一人遊びがほとんどであるが，1歳を過ぎるとほかの子どもに関心をもつようになり，ほかの子どもと同じ遊びをするようになる．3歳を過ぎるころには友達と一緒に遊んだり，ごっこ遊びをすることができるようになる．
- 保育所，幼稚園などで集団生活をするようになると，対人関係やマナー・ルールを守るなどの社会文化的規範を獲得するようになる．

表 2-4-1 ▶ 一般調査による乳幼児の言語機能通過率（％）

年・月齢	単語を言う	年・月齢	単語を言う
7～8月未満	2.2	1年1～2月未満	69.9
8～9	6.5	2～3	79.1
9～10	9.0	3～4	86.1
10～11	21.3	4～5	88.8
11～12	40.9	5～6	89.1
1年0～1月未満	57.6	6～7	94.7

（厚生労働省雇用均等・児童家庭局．平成22年乳幼児身体発育調査報告書：2011.）

図 2-4-1 ▶ 情緒の分化

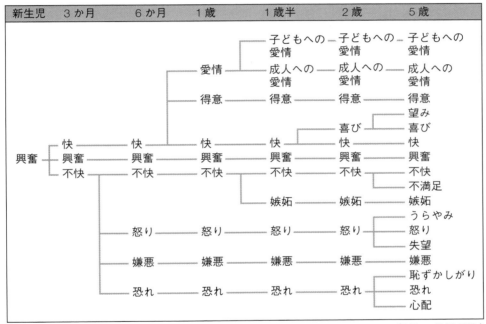

（Bridges, K. M. 1932.）

自己学習 ▶ **精神機能の発達**

認知

1. 精神機能の発達について，子どもは1歳ごろになると意味のある単語を発するようになり，2歳ごろになると（　　　）語文を話すようになる．情緒の分化は，乳児期から始まり，生後3か月ごろから（　　　）と（　　　）の感情を表現するようになる．また，生後（　　　）か月ごろになると分離不安や人見知りがみられるようになる．

解答

[1] 2，快，不快，6～7

生理的機能の発達

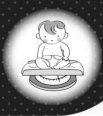

学習のポイント

1. 子どもの生理的機能の特徴および正しい測定方法を理解する.

体温(表2-5-1)

(1)特徴

- 子どもは新陳代謝が盛んなため, 成人に比べて平均体温が高い(表2-5-1).
- 子どもは成人に比べて体表面積が大きく, 皮下脂肪も少ないことから, 環境温の影響を受けやすい.
- 体温は明け方が低く, 夕方にかけて高くなる.

(2)体温に影響を与える要因

- 食事, 活動や運動, 入浴後には体温が高くなる.
- 室温や衣類によっても変動する.
- 感染症などの病気や, 心理的要因によって体温が高くなる場合がある.

(3)測定方法

①体温計を選ぶ

- 体温計には, 電子体温計, 耳式体温計がある[1].
- 体温計の特徴(表2-5-2)をふまえて, 使用する体温計を選ぶ.

②測定部位を選ぶ

- 測定部位には, わきの下(腋窩), 首の下, 耳腔内, 肛門内(直腸)があるが, 肛門内は危険が伴うため医療施設以外では行わない.
- 一般的には, 腋窩で測定する.
- 測定部位によって体温が異なり, 腋窩温との差は, 直腸では+0.4〜0.8℃, 鼓膜では−0.3〜+0.5℃である.

③測定する(腋窩検温法, 図2-5-1)

- 子どもに説明をして協力してもらう.
- 腋窩が汗などで濡れていないかを確認し, 濡れている場合は軽く拭いておく.
- 腋窩の中央よりやや前方に, 30〜45度の角度で体温計をあてて測定する.
- 乳幼児の場合は, 体温計が動かないように子どもの腕を支える.
- 測定後は体温計をアルコール綿で消毒する.

*1
かつて使用されていた水銀体温計は, 水銀の有毒性の問題から使用されなくなった. 水俣条約および水銀汚染防止法等により, 2021年1月1日以降, 水銀体温計の製造が禁止された.

表 2-5-1 ▶ 体温の年齢別標準値

年　齢	体温(℃)
新生児	36.7〜37.5
乳　児	36.8〜37.3
幼　児	36.6〜37.3
学　童	36.5〜37.3
成　人	36.0〜36.5

表 2-5-2 ▶ 体温計の種類と特徴

体温計の種類	特　徴
電子体温計	● 45 秒〜 1 分で測定できる ● 予測値であるため，実測値とは誤差がある ● 実測値を得るためには，10 分程度の測定が必要である
耳式体温計	● 鼓膜から出ている赤外線を感知して測定する ● 数秒で測定できる ● 測り方による誤差が大きい ● 耳垢や中耳炎などがあると正確に測れない

図 2-5-1 ▶ 体温の測り方（腋窩）

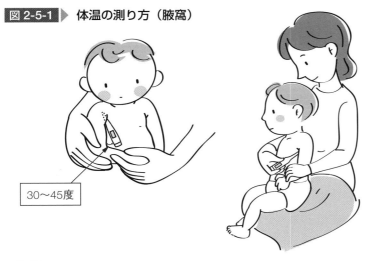

30〜45度

呼吸

（1）特徴

- 呼吸の方法には，腹式呼吸，胸式呼吸，両者を合わせて行う胸腹式呼吸がある．新生児と乳児は腹式呼吸，3〜7 歳の幼児は胸腹式呼吸，その後胸式呼吸へと変わっていく．
- 呼吸中枢が未熟なため，呼吸のリズムが不規則である．
- 生後 3 か月ごろまでは鼻呼吸をしているため，鼻水などにより容易に呼吸が乱れてしまう．
- 新生児や乳児は呼吸の変動が激しく，寒冷刺激などの影響を受けやすい．
- 年少児ほど呼吸回数が多い（表 2-5-3）．

表2-5-3 ▶ 呼吸の年齢別標準値

	呼吸数（回／分）
新生児	40～50
乳　児	30～40
幼　児：2～3歳	25～30
4～6歳	20～25
学　童～成　人	15～20

図2-5-2 ▶ 呼吸数の測定方法

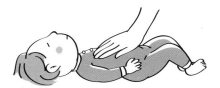
〔胸腹部に軽く触れて測る場合〕

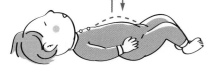
〔目でみて測る場合〕

（2）呼吸に影響を与える要因

- 食事，活動や運動，睡眠，入浴によって呼吸数は変化する．
- 体温が上昇すると呼吸数は増加する．

（3）測定方法

①測定方法を選ぶ

- 測定には，目でみて測定する方法（視診）と，聴診器を用いて呼吸音を聴きながら測定する方法（聴診）がある．

②測定する

- 睡眠中など，できるだけ安静にしているときに測定する．
- 子どもが測定していることを意識すると正確に測定できないため，それとなく測定する．
- 視診の場合，胸腹部の動きを目でみて1分間測定する．胸腹部の動きがわかりにくい場合は，胸腹部に軽く手をあてて動きを感じながら測定する（図2-5-2）．
- 聴診の場合は，胸部に聴診器をあてて1分間測定する．
- 呼吸数の測定とともに，呼吸の深さやリズム，異常音の有無，顔色などについても観察する．聴診器で聴く場合には，部位によって音の相違があるかどうかを観察する．

循環（脈拍・心拍）

（1）特徴

- 心臓が小さいため，年少児ほど脈拍・心拍数が多い（表2-5-4）．

表 2-5-4 ▶ 脈拍の年齢別標準値

年　齢	標準値	中央値
新生児	70〜170	120
乳　児	80〜160	120
幼　児：2歳	80〜130	110
4歳	80〜120	100
6歳	75〜115	100
8〜10歳	70〜110	90
14歳	60〜100	80
成　人	55〜90	70

図 2-5-3 ▶ 脈拍の測定部位と方法

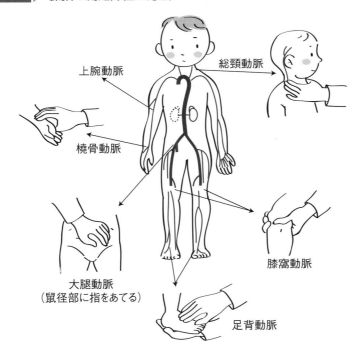

上腕動脈　総頸動脈　橈骨動脈　大腿動脈（鼠径部に指をあてる）　膝窩動脈　足背動脈

（2）脈拍・心拍に影響を与える要因

- 食事，活動や運動，興奮，睡眠，入浴によって脈拍・心拍数は変化する．
- 体温の上昇や痛みによって脈拍・心拍数は増加する．

（3）測定方法（図2-5-3）

①測定方法を選ぶ

- 測定には，脈を触れて測定する方法（触診）と聴診器を用いて心音を聴きながら測定する方法（聴診）がある．

②測定部位を選ぶ

- 触診の場合は，主に橈骨動脈で測定する．その他，上腕動脈や大腿動脈などで測定する（図2-5-3）．

表2-5-5 ▶ 血圧の年齢別標準値（目安）

	最大血圧（mmHg）	最低血圧（mmHg）
新生児	60〜80	60
乳 児	80〜90	60
幼 児	90〜100	60〜65
学 童	100〜110	60〜70
成 人	110〜130	60〜80

（奈良間美保. 小児看護学概論 小児臨床看護総論 小児看護学［1］. 東京：医学書院；2015.）

- 聴診の場合は，左乳頭の下（心尖部：胸骨左側・第4〜5肋間）が最も聴こえやすい.

③測定する

- 子どもに説明をして，動かないように協力してもらう.

ⅰ）触診（橈骨動脈）

- 示指，中指，環指の3本を手首の橈骨動脈に軽くあてて1分間測定する.
- 脈拍数の測定と同時に，不整の有無，拍動の強弱についても観察する.

ⅱ）聴診

- 心尖部に聴診器をあてて1分間測定する.
- 衣類が厚い場合は，脱がせてから聴診器をあてる. 薄い衣類の場合は，衣類の上からも聴診できる.

血圧

（1）特徴

- 心臓が小さく収縮力も弱いため，年少児ほど血圧が低い（表2-5-5）.

（2）血圧に影響を与える要因

- マンシェットの幅によって血圧は変動し，幅が広すぎると血圧が低くなる.
- 食事，活動や運動，興奮，睡眠，入浴によって値が変化する.
- 体温の上昇や痛みによって血圧は上昇する.

（3）測定方法

①測定器具を準備する

- 血圧計，マンシェット，聴診器を準備する.
- マンシェットは，子どもの体格に合ったものを選ぶ（表2-5-6）. 基本のマンシェットの幅は，肘から肩（上腕）の長さの2/3を覆うものとする.

②測定部位を選ぶ

- 通常は，上腕で測定する. けがをしている場合など，上腕で測定できない場合は足（大腿）で測定することも可能である.
- 測定には，脈を触りながら測定する方法（触診法）と聴診器で拍動を聴きながら測定する方法（聴診法）がある.

③測定する

- 測定は，安静時に行う.

用語解説

マンシェット

血圧を計る際に腕などに巻くゴム袋の入った布.

表2-5-6 ▶ 年齢別のマンシェットの幅と長さ（目安）

年　齢	幅(cm)	長さ(cm)
3か月未満	3	15
3か月〜3歳未満	5	20
3〜6歳未満	7	20
6〜9歳未満	9	25
9歳以上	12	25
成　人	14	25

図2-5-4 ▶ 血圧の測定方法

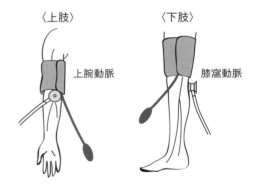

〈上肢〉　　〈下肢〉

上腕動脈　　膝窩動脈

- 衣類が厚い場合は，脱がせてから測定する．
- 子どもに説明をして，痛くないことを理解してもらう．また，動かないように協力を依頼する．
- 測定部位が心臓と同じ高さになるように体位を整える．
- 子どもの上腕または大腿にマンシェットを巻く．マンシェットは指が1〜2本入るくらいの余裕をもたせて巻く．

ⅰ）触診法
- 上腕で測定する場合は橈骨動脈，大腿で測定する場合は膝窩動脈または足背動脈を触って拍動を感じとる．
- マンシェットに空気を入れ，年齢別標準値より10〜20 mmHg上まで加圧する．
- 1秒間に2〜3 mmHgの速さで減圧しながら，拍動を感じとる．最初に拍動を感じたときの値が収縮期血圧である．触診法の場合は，拡張期血圧を測定することはできない．
- 測定後，マンシェットを外し，衣類を整える．

ⅱ）聴診法
- 上腕で測定するときは上腕動脈，大腿で測定する場合は膝窩動脈に聴診器をあてる（図2-5-4）．
- マンシェットに空気を入れ，年齢別標準値より20〜30 mmHg上まで加圧する．
- 1秒間に2〜3 mmHgの速さで減圧しながら，拍動音を聴く．最初に拍動音が聞こえたときの値が収縮期血圧，拍動音が聞こえなくなったときの値が拡張期血圧である．
- 測定後，マンシェットを外し，衣類を整える．

体内の水分量と排泄量（表2-5-7）

- 年齢が低いほど，体重あたりの水分量が多い．
- 成人に比べて，細胞外の組織間液と血液中の血漿に存在する水分（細胞外液）量が多い．
- 成人に比べて体表面積が大きいため，皮膚から蒸発する水分（不感蒸泄）が多い．
- 腎機能が未熟なため，尿の濃縮力が低く，老廃物を排泄するために薄い尿を

表 2-5-7 ▶ 必要水分量と排泄量

	必要水分量 （ml／kg／日）	不感蒸泄 （ml／kg／日）	尿量 （ml／kg／日）
乳　児	150	50〜60	80〜90
幼　児	100	40	50
学　童	80	30	40
成　人	50	20	30

（中野綾美編．小児看護学① ナーシング・グラフィカ 小児の発達と看護．東京：メディカ出版；2019．）

図 2-5-5 ▶ 免疫グロブリンの出生前後の変化

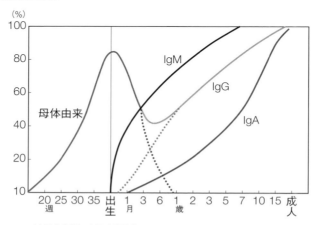

（中野綾美編．小児看護学① ナーシング・グラフィカ 小児の発達と看護．
東京：メディカ出版；2019．）

多く排泄する．そのため，成人に比べて体重あたりの尿量が多い．

- 以上のような特徴から，子どもは**脱水**になりやすい．

免疫

- 免疫とは，細菌やウイルスが体内に侵入したときに，それらを防御しようとする体の働きのことである．
- 免疫を担う免疫グロブリンには，IgA，IgG，IgM，IgD，IgE がある．
- 出生すると免疫グロブリンを作り始めるが，成人と同じレベルになる5〜6歳までは免疫力が低いため，さまざまな感染症にかかりやすい（図2-5-5）．
- 麻疹（はしか）や風疹（三日はしか）などの免疫は，予防接種をすることで獲得することができる．

感覚

（1）視覚

- 出生時は白・黒・灰色しか区別できないが，1歳6か月ごろには赤・青・黄などの色の区別ができるようになる．
- 生後2か月になると左右の一方から正面まで動く物を目で追うことができる（追視）ようになり，3か月ごろになると180度の追視が可能となる．

▶予防接種
【参照：第5章-5. 予防接種 p.127】

- 視力は，1歳ごろで 0.2 程度，2歳ごろで 0.5 程度，5〜6歳で 1.0〜1.2 となる．
- 年齢とともに遠近の区別が可能となり，視野も広くなっていく．

（2）聴覚

- 新生児はすでに聴覚を備えており，生後3か月ごろまでに声や音のした方向をみるようになる．
- 外耳道の骨の発達とともに聴覚機能は少しずつ発達していく．

自己学習 ▶ 生理的機能の発達

体温

1. 子どもは新陳代謝が活発なため，成人に比べて体温が（　　　）．また，体表面積が（　　　），皮下脂肪も（　　　）ため，環境温によって変動しやすい．

呼吸

2. 乳児の呼吸は（　　　）呼吸であり，1分間の呼吸数は（　　　）回である．

循環（脈拍）

3. 年少児ほど脈拍数は（　　　），血圧は（　　　）．乳児の1分間脈拍数は（　　　）回である．

解答

[1] 高い，広く，少ない
[2] 腹式，30〜40
[3] 多く，低い，80〜160

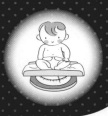

6 発育評価

学習のポイント

1. 発育評価の方法について学習し，実際に評価ができるようになる.
2. 発育評価に必要な身体計測の方法を理解する.

- 発育評価をするときには，その時点での発育状態のみを評価するのではなく，その子どもが生まれたときからどのような成長発達をしてきたのかをふまえて評価することが大切である（横断的評価）.

身体発育の評価

- 身体発育の評価は，実測値および実測値から算出した指数を用いて行う.

（1）身体測定の結果（実測値）を用いた評価

- 乳幼児の場合は，体重・身長・胸囲・頭囲を測定して，実測値と乳幼児身体発育調査結果による各年齢のパーセンタイル値を比較する. また，乳幼児身体発育曲線（図2-6-1〜4）に実測値をマークして評価することもできる.
- 10パーセンタイル未満や90パーセンタイルを超えている場合は，発育に偏りがあると評価され，経過観察の必要がある. また，3パーセンタイル未満や97パーセンタイルを超えている場合は，病院での検査が必要になることもある.
- 幼児の場合は，身長と体重の実測値から，身長体重曲線（図2-6-5）を用いて肥満度を評価する.

①測定方法および評価のポイント

ⅰ）体重

測定方法（図2-6-6）

▶ 乳児および立位保持が困難な（2歳ごろまでの）幼児

- 衣類・おむつをとり，仰向けまたは座らせて体重計に乗せる.
  ※注意：体重計から転落しないよう，子どもから絶対に目を離さない. また，子どもが動いたときにすぐ手が出せる位置に立つ.

- 体重計の目盛を読む. 子どもの動きによって目盛が定まらない場合は，最も動きの少ない時点の値を読む.
  ※注意：子どもが泣いたり動いてしまうと正確な値が得られないため，玩具などであやしながら素早く測定する. 子どもが動いてしまい測定できない場合は，大人が抱っこして一般体重計で測定し，測定後に大人の体重を差し引いてもよい.

用語解説

乳幼児身体発育調査
厚生労働省が10年ごとに行っている全国調査であり，この結果から各年齢のパーセンタイル値，身体発育曲線，身長体重曲線が公表されている. 最新の結果は，2010年のものである.

パーセンタイル値
全体を100として小さいほうから数えて何番目にあたるのかを示す数値であり，50パーセンタイル値が中央値を示している.

図 2-6-1 ▶ 乳幼児身体発育曲線：体重

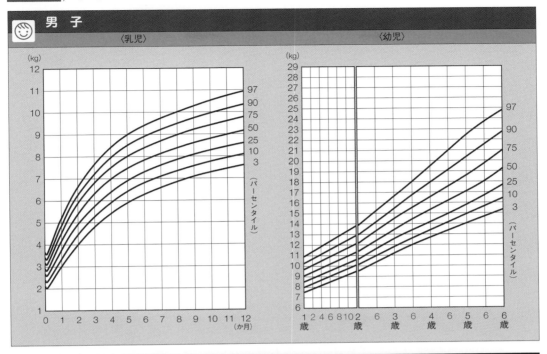

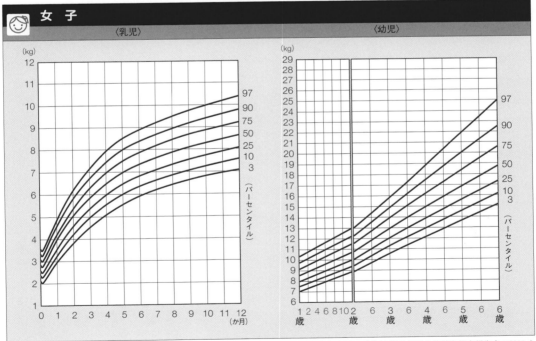

（厚生労働省雇用均等・児童家庭局．平成 22 年乳幼児身体発育調査報告書；2011.）

図 2-6-2 ▶ 乳幼児身体発育曲線：身長

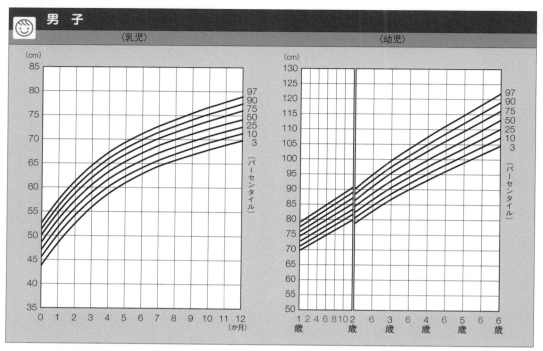

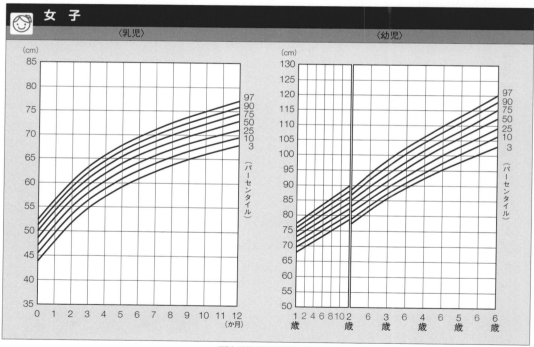

（厚生労働省雇用均等・児童家庭局. 平成 22 年乳幼児身体発育調査報告書；2011.）

図 2-6-3 乳幼児身体発育曲線：胸囲

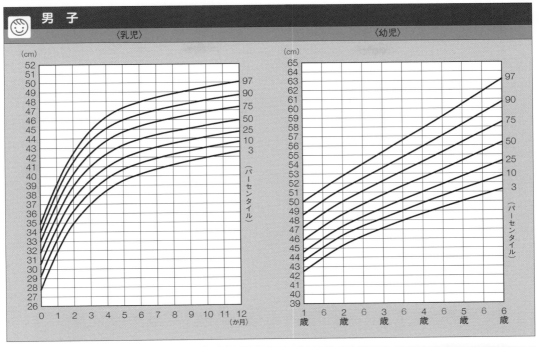

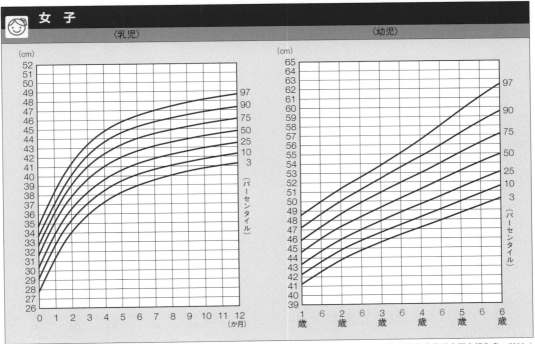

（厚生労働省雇用均等・児童家庭局．平成 22 年乳幼児身体発育調査報告書；2011.）

図 2-6-4 ▶ 乳幼児身体発育曲線：頭囲

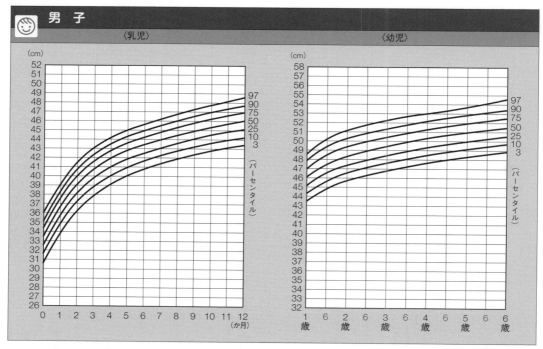

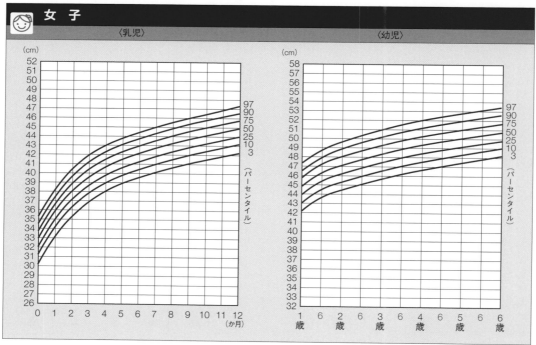

（厚生労働省雇用均等・児童家庭局. 平成 22 年乳幼児身体発育調査報告書；2011.）

図 2-6-5 ▶ 幼児の身長体重曲線

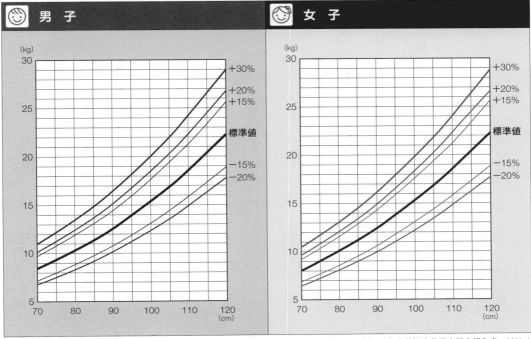

(厚生労働省雇用均等・児童家庭局. 平成 22 年乳幼児身体発育調査報告書；2011.)

📍 立位保持が可能な幼児

● 衣類を脱ぎ，肌着 1 枚で体重計に乗ってもらう[*1].

● 体重計の値を読む.

評価

● 測定値のみでなく，対象の出生時体重やそれまでの発育曲線をふまえて評価する.

● 体重の増減から，栄養状態を評価する.

ii）身長

測定方法（図 2-6-7）

📍 乳児および立位保持が困難な（2 歳ごろまでの）幼児

● 身長計の固定板に，子どもの頭部がくるように仰向けで寝かせる.

● 頭部は耳孔と目を結んだ線が固定板に水平になるように固定し，膝関節を伸展させる.

● 足底が移動板に垂直になるようにして目盛を読む[*2].

📍 立位が可能な幼児

● 子どもに，靴下・靴を脱ぎ，足を扇形（約 60 度）に開いて身長計に乗ってもらう.

● 視線が床面と平行になるように真っ直ぐ前を向いてもらい，胸部背面，臀部，踵部を尺柱に密着させる.

● ゆっくりと横規を下げて，子どもの頭頂部にあて，目盛を読む.

*1
年長児が対象の場合は，カーテンを使用するなど羞恥心に配慮する.

*2
なるべく介助者と測定者の 2 人で行う. 介助者は頭部を固定し，測定者は両足をしっかりと固定しながら値を読む. ただし，両足を固定する際に力を加えすぎると股関節脱臼を起こすため注意する.

図 2-6-6 ▶ 体重の測定方法

一人で立てない乳幼児　　　　一人で立てる幼児　　　　抱っこして測る場合

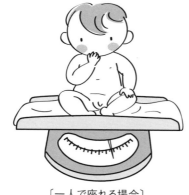

〔一人で座れる場合〕

〔一人で座れない場合〕

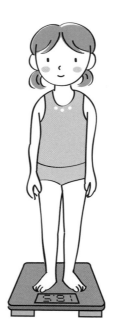

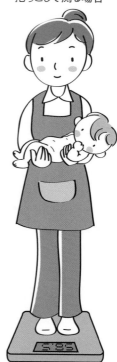

図 2-6-7 ▶ 身長の測定方法

一人で立てない乳幼児　　　　　　　　　　　一人で立てる幼児

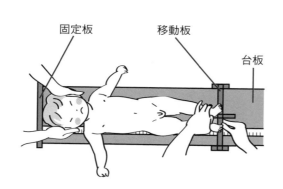

固定板　　　　　移動板

台板

固定板　　　　　　　　　　　　　移動板

90度

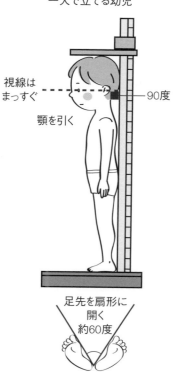

視線はまっすぐ

顎を引く

90度

足先を扇形に開く
約60度

図 2-6-8 ▶ 頭囲の測定方法

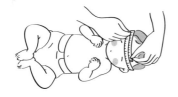

眉間（前頭結節）

後頭結節

仰向けで測定する場合

図 2-6-9 ▶ 胸囲の測定方法

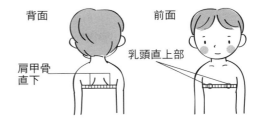

背面　　　　　　前面

肩甲骨
直下

乳頭直上部

仰向けで測定する場合

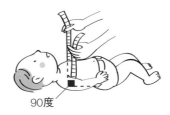

90度

評価
- 測定値のみでなく，対象の出生時身長やそれまでの発育曲線をふまえて評価する．

iii）頭囲
測定方法（図 2-6-8）
- 一人で座れる子どもは座ってもらい，座れない子どもは仰向けに寝かせる．
- 眉間（前頭結節）と後頭部の一番突出している部分（後頭結節）を通るようにメジャーをあてて，値を読む．

評価
- 頭囲のみでなく大泉門の観察も行い，評価する．
- 大泉門の陥没は脱水，膨隆は水頭症や脳腫瘍などの病気が疑われる．
- 大泉門の早すぎる閉鎖は小頭症，遅すぎる場合は水頭症や発育不良などが疑われる．

iv）胸囲
測定方法（図 2-6-9）
- 子どもに衣類を脱いでもらう．自分でできない乳幼児は，測定者が脱がせる．
- 立位保持が困難な乳児・年少児は仰向けで寝かせ，立位保持ができる幼児は立ってもらう．
- 肩甲骨直下と乳頭直上部にメジャーをあてて，呼気終了時の目盛を読む．

評価
- 胸囲の発育状態を評価する．
- 体重と合わせて，栄養状態を評価する．
- 1歳以上では，頭囲より大きくなっているかを評価する．

▶大泉門
【参照：第2章-2. 形態
的発達 p.13】

表2-6-1 指数を用いた評価

指数	対象	計算式	評価基準
カウプ指数	乳幼児	〔体重(g)÷身長(cm)^2〕× 10	22 以上：太りすぎ 22 〜 19：優良または肥満傾向 19 〜 15：標準 15 〜 13：やせ 13 〜 10：栄養失調 10 以下：消耗症
ローレル指数	学童	〔体重(g)÷身長(cm)^3〕× 10^4	160 以上：肥満 140 〜 160：肥満傾向 120 〜 140：標準 100 〜 120：やせ 100 未満：やせすぎ
肥満度(%)	すべて	〔(実測体重kg－標準体重kg)÷標準体重kg〕× 100	＋ 30%以上：太りすぎ ＋ 20%以上＋ 30%未満：やや太りすぎ ＋ 15%以上＋ 20%未満：太りぎみ ＋ 15%未満－ 15%未満：ふつう － 15%以下－ 20%未満：やせ － 20%以下：やせすぎ

（2）指数を用いた評価（表2-6-1）

- 指数を用いて，身長と体重のバランスを評価する．指数には，カウプ指数，ローレル指数，BMI，肥満度などがあるため，対象に応じた指数を用いる．

①カウプ指数

- 乳幼児の発育状態を評価する．
- 小数点第 1 位まで求める．

  評価例：3 歳女児，体重 16 kg，身長 105 cm の場合

  カウプ指数：16,000(g) ÷ 105(cm) ÷ 105(cm) × 10 ＝ 14.5

  この女児のカウプ指数は 14.5 であり，評価基準「15〜13：やせ」に属す．したがって，身体評価は「やせ」となる．

②ローレル指数

- 学童期，思春期の子どもの発育状態を評価する．
- 小数点第 1 位まで求める．

  評価例：9 歳男児，体重 36.0 kg，身長 140 cm の場合

  ローレル指数：36,000(g) ÷ 140(cm) ÷ 140(cm) ÷ 140(cm) × 10,000 ＝ 131.2

  この男児のローレル指数は 131.2 であり，「120〜140：標準」に属す．したがって，評価は「標準」となる．

③肥満度

- カウプ指数，ローレル指数による評価は，年齢の影響を受けやすいため，厚生労働省は 1998 年度から幼児の身体発育を評価するものとして，肥満度を用いている．

表 2-6-2 ▶ 主な発達評価法

発達評価法	方法	評価内容	対象年齢
日本小児保健協会編：DENVER II－デンバー発達判定法	**検査法** 小児が与えられた課題に対して，どのような行動をとるのかを観察する	個人－社会領域，微細運動－適応領域，言語領域，粗大運動領域の4領域を検査し，正常，疑問，異常，不能で評価する	0～6歳
遠城寺式乳幼児分析的発達検査法	**検査法** 対象児の暦年齢相当の問題を与え，合格すれば上の問題へと進んでいく	移動能力，手の運動，基本的習慣，対人関係，発語，言語理解の6領域を検査し，発達を折れ線グラフにして評価する	0～4歳
津守式乳幼児精神発達検査法	**質問紙法** 養育者が観察したことを質問紙に記入する	子どもの心身の発達レベルを「運動・探索・社会・生活習慣・言語」の5領域で診断する	1～12か月 1～3歳 3～7歳

運動機能および精神機能発達の評価

（1）発達評価法（表2-6-2）

- 発達評価法にはさまざまなものがあるため，それぞれの評価表の特徴を理解したうえで使用することが重要である．
- 日本版デンバー式発達スクリーニング検査 DENVER II では，粗大運動，言語，微細運動－適応，個人－社会の各領域における発達レベルを検査することができる．

知能指数・発達指数

- 発達評価の結果から，知能指数 IQ（Intelligence Quotient）や発達指数 DQ（Development Quotient）を算出して評価する．
- 知能指数：知能検査の結果から出された精神（知能）年齢と子どもの生活（暦）年齢によって，以下の計算式で算出する．知能指数が100前後であれば，年齢に応じた知能であるといえる．
  ※計算式：知能指数(IQ)＝（精神年齢÷生活年齢）× 100
- 発達指数：発達検査の結果で出された発達年齢と子どもの生活（暦）年齢によって，以下の計算式で算出する．発達指数が100前後であれば，年齢に応じた発達状態であるといえる．
  ※計算式：発達指数(DQ)＝（発達年齢÷生活年齢）× 100

▶日本版デンバー式発達スクリーニング検査 DENVER II
【参照：第2章－3. 運動機能の発達 p.16】

自己学習 ▶ 発育評価

身体発育の評価

1. 子どもの発育を評価する指数のうち，乳幼児は（　　　　），学童は（　　　　）を使用する．

2. 身長 68.4 cm，体重 7,900 g の生後 7 か月の男児について，カウプ指数を用いて評価しなさい．

3. 身体発育曲線を用いて，以下の子どもの発育を評価しなさい．

> 1 歳女児：出生時体重 2,700 g，身長 47.5 cm
> 6 か月時体重 7,400 g，身長 66.0 cm
> 1 歳時体重 8,600 g，身長 73.0 cm

解答

[1] カウプ指数，ローレル指数

[2] 計算式：$7,900 \div 68.4 \div 68.4 \times 10 = 16.88$
カウプ指数が 16.9 であるため，標準である．

[3] 図 2-6-1，2-6-2 を用いて評価する．成長曲線上に，出生時，6 か月時，1 歳時の値をマークすると，出生時は体重，身長ともに 25～50 パーセンタイルであるが，6 か月時と 1 歳時には 50 パーセンタイルを上回っている．したがって，出生時は中央値より身長が低く体重も少なかったが，6 か月以降成長速度が増して順調に発育しているといえる．

3章

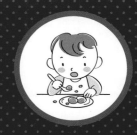

子どもの健康と子育てに必要な養護・しつけ

1 居住・施設環境

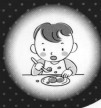

Check
シール

学習のポイント

1. 保育所などの居住・施設環境を知る.

- 保育所は,児童福祉法による保育に欠ける児童が,生涯にわたる人間の信頼関係形成にとってきわめて重要な時期にその生活時間のほとんどを過ごす場である.また,幼稚園は学校教育法に基づき,人間として社会集団生活に欠かせないマナーを学ぶ場である.
- 子どもは,保育所・幼稚園で長時間過ごすことになるため,その居住・施設環境を最善のものにすることは重要である.それによって,初めて家庭を離れ,社会生活を営むこととなる子どもの情緒は安定し,活動的となり,心身の成長発達が促進される.

環境衛生と環境安全の実施体制とその概要

- 子どもの健康と安全を守る責任は,施設長はじめ,職員全員にかぎらず,市町村の地域にある.
- 特に,園舎内における衛生管理と安全管理は,学校保健安全法,学校保健安全法施行規則,保育所保育指針,児童福祉施設最低基準などの法的根拠に基づき実施される.

(1)健康管理・衛生管理

- 嘱託医,地域の小児科医,歯科医,耳鼻咽喉科医,保健所との連携が必要である.

(2)児童虐待

▶児童虐待における行政関連機関との連携
【参照:第7章-3.児童虐待への対処 p.192】

- 市町村など行政関連機関との連携が重要である.しかし,子どもが長時間生活をする園舎内では,保育(教育)の場面での子どもに対する保育士・幼稚園教諭の観察が発見の第一ともなりうるため,その責務が重要である.

(3)安全管理

- 登所・降所(登園・降園)時の交通安全,不審者への対応等の防犯,施設設備の安全,災害時への準備(保護者への連絡方法・避難経路と場所・非常時物品等・被災後の心のケアなど被災時対応マニュアルの作成・避難訓練)などが重要である.特に常日頃から地域住民の理解と協力が必要であり,運動会などの行事を機会に交流を図り,地域住民と一体となって環境安全を進めなければならない.

設備の衛生管理の実際

（1）保育室

- **採光**：晴雨によらず，部屋の中が均一的な明るさが必要である．自然光は，豊かな心を育む色や柄のあるカーテンやブラインドで調節する．
- **温度・湿度**：冬季（室温：17 〜 22℃，湿度：40 〜 60％），夏季（室温：外気温 −5℃，湿度：45 〜 65％）
- **騒音**：50 デシベル以下が望ましい．園内外の騒音の影響を受けないように調節する．
- **空気の汚れ**：園舎内は毎日始業前に不快なにおいや刺激臭がないか，点検する．保育室は，1 時間に 2 回以上換気する．建材からのホルムアルデヒドや揮発性有機化合物によって生じる頭・目・のどの痛み，吐き気など（シックハウス症候群）の予防のため，基準以下であることの確認が重要である．
- **玩具の衛生**：よだれ（唾液）や吐物で汚染しやすいので，洗浄・消毒ができるものがよい．消毒液は，6％次亜塩素酸ナトリウム（ピューラックス®等）が適切である．

▶次亜塩素酸ナトリウム【参照：第 5 章-2.感染予防 p.109】

（2）設備等の衛生・安全の実際

- **手洗い場**：常時，清潔を保つ．水道設備や排水の異常の有無の点検．水道の蛇口は，1 回 / 日以上 0.02％次亜塩素酸ナトリウムで消毒する．ゴキブリなどの害虫駆除や清潔管理が必要である．
- **歯ブラシ・うがい用コップ・タオル**：個別管理が原則であり，毎日持参し持ち帰るように指導する．
- **トイレ**：便所・便器・汚物槽，ドアとドアノブを清潔にする．感染発生の際には，0.02％次亜塩素酸ナトリウムで消毒が必要である．
- **おむつ交換台**：できれば個人おむつ交換シートを活用する．
- **沐浴・入浴室**：利用時間外で急に利用する場合もあるので，常時安全かつ清潔に使用できるように，準備しておく．
- **救護室**：急な発熱やけいれんに対処するため，ベッド，リネン類は常時準備しておく．
- **園庭・砂場・遊具・動物小屋**：小動物や野良猫などの排泄物からの感染予防[*1]．
- **プールの衛生と安全**：利用条件は水温 24℃ 以上または外気温と水温の和が 50℃ 以上である．プール遊び以外の日は，水を貯めておかない．
- **調理室・調乳室**：室内・調理器具・食器等の清潔管理と，食品の品質管理を行う．ゴキブリなどの害虫駆除や清潔管理が必要である．
- **飲水の管理**：水道水の生水は飲まないように説明し，水筒を持参させる．

（3）環境安全の実際

- 次の①，②について，マニュアルを作成して，全職員が共通認識としておくことが大切である．

[*1]
①砂場はシートで覆う．
②砂場の周囲に藤棚や植え込みを設けない．
③砂場を乾燥させておく（1 回 / 週，下部から掘り起こして乾燥させる）．
④砂は子どもが直接肌に触れ，口に入れることもあるため，消毒薬は散布しない．

①保育，教育における安全管理（セーフティマネジメント）

ⅰ）組織全体での事故・事件の防止

- 登所・降所時における安全管理による誘拐事件・事故の防止.
- 園舎内への外部侵入者による犯罪防止：専門のセキュリティ会社などに委託するとよい.

ⅱ）自然災害等による防災対策

- 地震・火災時の避難方法・経路の確認，訓練.
- 台風時の保護者への子どもの引渡しや，登所・降所条件を整備することが重要である.

②園舎内での子どもと職員の事故防止

- 建物・設備・遊具等の安全点検：破損の有無や水などがこぼれてすべりやすくなっていないかなどを点検する.
- 出入り口の閉鎖：子どもの事故防止のため，常時鍵をかけ，誰でも簡単に入れないように管理する.

自己学習 ▶ 居住・施設環境

1. 保育所・幼稚園では，子どもの健康と安全を守るために，（　　　），（　　　），（　　　）が実施されている.

2. 保育室は，（　　　），（　　　），（　　　），（　　　），（　　　）が管理されている.

3. 設備等の衛生・安全の実際では，手洗い場，歯ブラシ・うがい用コップ・タオル，トイレ，（　　　），（　　　），（　　　），（　　　），（　　　），（　　　），（　　　），が管理されている.

解答

[1] 健康管理，衛生管理，安全管理
[2] 採光，温度・湿度，騒音，空気の汚れ，玩具の衛生
[3] おむつ交換台，沐浴・入浴室，救護室，園庭・砂場・遊具・動物小屋，プール，調理室・授乳室，飲水

子どもの特性

- 健康障害とそれに伴う問題も成長発達途上の流れのなかで捉えなければならない.
- 特定の人による年齢相応の愛情ある世話が不可欠である. 特に, 乳幼児期は年齢相応の愛情ある世話が重要であり, エリクソン*1 が示すように, 愛着, 人間信頼の確立の時期である.
- さまざまな機能が未熟, あるいは予備力, 対応能力に乏しい. 免疫機能が未熟で抵抗力がなく, 感染を受けやすい. また, 疾病の進み方は成人より早く, 短時間のうちに危険に陥りやすく, 特に乳幼児では不快や苦痛を言葉で表現できないため, 常に注意深い観察と適切な対処が必要である.
- 年少であればあるほど経験が少なく, 判断能力が不十分であり, 危険から自らの身を守ることができない. 精神・運動発達が未熟なため, 判断力や行動力に問題がある. 小児を取り巻く環境が十分に安全であるために, 最新の知見による安全管理が必要である.
- 人生の基盤となる時期であり, 小児期の体験は将来に大きく影響する. 小児期は大人への信頼が育ちつつある時期であり, 些細なことでも十分配慮する必要がある.

子どもの基本的生活習慣の自立としつけの必要性

- 子どもは生まれてきた社会のなかで, 人間らしく生きていくために必要な規範や態度および知識(生活技術)などの基礎的能力を, さまざまな体験を通して獲得する. 社会の基盤となる家族においては, 子どもに家族以外の社会にも適応するための基礎的能力を獲得させる役割がある.
- 毎日の生活のなかで「しつけ」を行うことは, 家族における最初の教育として重要である.

(1)しつけとは？

- 大人が, 子どもをその社会に適した人間に育てる目的をもって, 日常生活における基本的生活習慣, 人に対する適切な態度や行動を身につけさせるための指導や訓練のことである. つまり, 子どもの社会適応性の基盤となるものであり, 家庭内において子どもの社会性を育むのになくてはならないものである.

(2)しつけの条件と方法

①しつけの条件

- しつけができる段階までに成長発達していなければならない.

Check
シール

*1

岡堂哲雄ほか. 患者ケアの臨床心理―人間発達学的アプローチ. 東京：医学書院；1978.

- たとえば，食事の「いただきます」「ごちそうさま」のあいさつは，離乳食開始とともに，世話をする人が言動で示す．子どもが手を合わせて「いただきます」「ごちそうさま」の言動をまねることができるようになるのは2歳6か月以降であろう．
- 繰り返し，何度も行わなければならない．食事のあいさつを例にとると，「いただきます」「ごちそうさま」のあいさつをするときとしないときがあると，子どもは習慣化ができず，その必要性がわからない．

② しつけの方法

- 一般的な基本的生活習慣の特徴を理解する．
- 個人差があるため，子ども一人ひとりの成長発達状況をよく理解する．

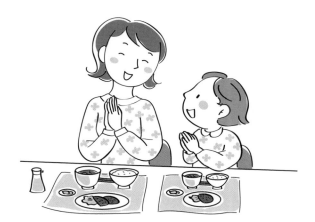

3 基本的生活習慣の確立

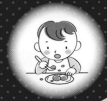

学習のポイント

1. 基本的生活習慣の種類と主な行為の獲得時期を理解する.
2. 子どもの生活習慣のあり方と生活習慣病予防の必要性を理解する.

- 一般的な基本的生活習慣には, 食事, 排泄, 着衣・脱衣, 清潔, 睡眠がある. その一般的な基本的生活習慣の確立状況を示す.

食事

(1)食事の意義

- 幼児期の子どもにとっての食事は, 体の成長や発達に必要な栄養摂取の機会としてだけでなく, 食行動の獲得や健康的な食習慣の形成といった生活習慣の基盤を形成するために重要な目的をもつ.
- いろいろな食物をみる, 触る, 嗅ぐ, 味わうなどの経験から自分で食べようとする意欲をつくり, 幼児期の食生活は生涯を通した食習慣の基礎となる.
- 旬の食材や郷土料理に出会うことにより, 伝統的な日本の食文化[*1]を知ることができ, 食生活に必要な基本的習慣・態度を身につけていくことができる.

(2)食べる力の育成

- 近年, 食事に関する問題として, 朝食欠食[*2]を代表とする食習慣の乱れや思春期やせにみられるような心と身体の健康問題が生じている. 乳幼児期から適切な食事のとり方や望ましい食習慣を定着すること, 食を通じた豊かな人間性の育成など, 子どもの健全育成の充実が求められている.
- 乳児期から幼児期にかけては, さまざまな食物を味わうことにより, 味覚や咀嚼機能が発達するため, 食材を味わうだけでなく, 噛む力を育むことも大切な課題である.
- 食育の視点から,「楽しく食べる子どもに〜食からはじまる健やかガイド〜」(厚生労働省 雇用均等・児童家庭局. 2004)がまとめられている. 食事は, 食器を用いて食べる行為やマナーを身につけるだけでなく, 家族や友達と一緒に食べるなどの楽しみや社会性を身につけることも大切な課題とされている(図3-3-1).

(3)食行動の自立

- 1歳ごろからスプーンを使い始め(握り持ち), コップの水を飲むようになる. 1歳半には, 食事を手づかみし, 遊んでいるようにみえたり, 大人から

*1
第4次食育推進基本計画(令和3〜7年)では, 3つの重点事項の1つに社会・環境・文化の視点から"持続可能な食を支える食育の推進"がある. 主な取り組みとして, "日本の伝統的な和食文化の保護・継承"があげられている.

*2
子どもの食生活については, 健康日本21(第2次)や健やか親子21(第2次)においても, 3食必ず食べる子どもの割合の増加や朝食を欠食する子どもの割合の減少などの目標値が設定されている.

図 3-3-1 ▶ 発育・発達過程に応じて育てたい "食べる力" について

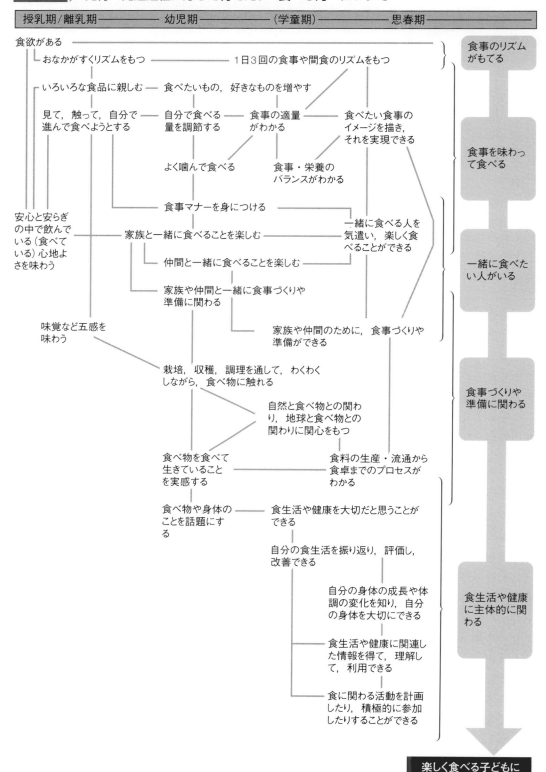

授乳期/離乳期―――――――　幼児期―――――――　（学童期）―――――――　思春期―――――――

食欲がある

おなかがすくリズムをもつ ―――――――― 1日3回の食事や間食のリズムをもつ

いろいろな食品に親しむ ―― 食べたいもの，好きなものを増やす

見て，触って，自分で 進んで食べようとする ―― 自分で食べる 量を調節する ―― 食事の適量 がわかる ―― 食べたい食事の イメージを描き， それを実現できる

よく噛んで食べる　食事・栄養の バランスがわかる

安心と安らぎ の中で飲んで いる（食べて いる）心地よ さを味わう

食事マナーを身につける

家族と一緒に食べることを楽しむ　一緒に食べる人を 気遣い，楽しく食 べることができる

仲間と一緒に食べることを楽しむ

家族や仲間と一緒に食事づくりや 準備に関わる

味覚など五感を 味わう

家族や仲間のために，食事づくりや 準備ができる

栽培，収穫，調理を通して，わくわく しながら，食べ物に触れる

自然と食べ物との関わ り，地球と食べ物との 関わりに関心をもつ

食べ物を食べて 生きていること を実感する　食料の生産・流通から 食卓までのプロセスが わかる

食べ物や身体の ことを話題にす る　食生活や健康を大切だと思うことが できる

自分の食生活を振り返り，評価し， 改善できる

自分の身体の成長や体 調の変化を知り，自分 の身体を大切にできる

食生活や健康に関連し た情報を得て，理解し て，利用できる

食に関わる活動を計画 したり，積極的に参加 したりすることができる

食事のリズム がもてる

食事を味わっ て食べる

一緒に食べた い人がいる

食事づくりや 準備に関わる

食生活や健康 に主体的に関 わる

楽しく食べる子どもに

（厚生労働省 雇用均等・児童家庭局．「食を通じた子どもの健全育成（―いわゆる「食育」の視点から―）のあり方に関する検討会」報告書： 2004.）

は汚いと思うような行動をとることがあるが，自分の手で触って確かめ，自分の口に入れる行為は，自分で食べる力を育てることにつながるため，すぐに注意するのではなく，ある程度の体験をさせることが大切である．

- 2歳半ごろになるとスプーンと茶碗を別々の手に持つ（両手で食器を使う）ようになる．
- 3歳ごろには箸を使い始めるが，持ち方の指導は，こぼさず上手に食べられるようになってからするとよい．

排泄

- 乳児期は，直腸や膀胱に排泄物がたまると反射的に排泄するが，自分の意思で排泄できるようになる時期は2〜3歳ごろである．乳児期から排泄で汚れたおむつ（不快）をこまめに交換することにより，清潔で気持ちがよい（快）と感じさせ，快・不快の感覚を育てることが必要である．
- 排泄は，排泄するときにパンツ・ズボンをさげる・脱ぐ，排泄後には手を洗うなど，衣服の着脱や清潔といったほかの生活習慣と関連が深い．それぞれの行為を別々に考えるのではなく，一連の行為としてとらえるとよい．

（1）排便

- 近年，食生活の欧米化，ファストフードの氾濫など食物繊維の摂取減少が問題視されている．排便は，食事の内容や食リズムなど食生活や咀嚼といった食行動と密接な関係にあり，規則正しい食生活から毎日の排便習慣がつくられる．子どものころから食生活を整え，適度な運動を心掛け，便秘にならないよう排便を習慣化することが大切である．
- 排便は，規則正しい生活リズムと毎日の練習により，3歳ごろに排便行為が確立でき，4〜5歳で排泄の後始末もできるようになる．

（2）排尿

- 1歳半になると，排泄前に動作や言葉で周囲に知らせ始める時期になる．排尿の間隔が1〜2時間程度あくようになっていたらトイレット・トレーニングを始めるとよい．この時期は，尿がたまると尿意を感じる，排尿を放尿感や視覚的・聴覚的認知から排尿体験を意識するように援助し，自分で排尿できるように移行させる．日中の排尿は3歳ごろ，夜間のおねしょの回避は4歳ごろに確立できるように習慣化したい．

着衣・脱衣

（1）衣服の役割

- 子どもは幼いほど体温調節が未熟なため，衣服により保温や汗の吸着などの調節をすることが必要である（衣服気候）．特に乳児では，素材の吟味や重ね着などにより体温の放散を防ぐこと，やわらかい皮膚を傷つけたり運動発達の妨げになったりしないように，無理のないデザインを選ぶ必要がある．
- 新生児期は，上肢下肢がW型M型になったドレス式の衣服が望ましいが，3か月ごろから四肢の動きが活発になるため上下別々の衣服を選ぶと動きや

すく好ましい.

（2）衣服の着脱

- 乳児期から起きているときと眠るときの衣服を更衣する習慣をつけておくことで，着替えるタイミングや必要性を理解することにつながる.
- 1歳ごろになると靴下や帽子を自分で脱ぐことができ，1歳後半には，パンツやズボンを途中まで脱ぐようになり，また，2歳ごろになるとパンツやズボンなどを自分ではこうと足を通そうとしたり，上着の袖に手を通そうとしたり自分で衣服を着ようとするようになるため，子どもが着替えに興味をもち始めたら少しずつ練習するとよい. 3歳ごろになると，簡単な衣服は自分で着脱しようとするようになり，4〜5歳では，一人でだいたいの着替えをすることができるようになる. 衣服の着脱は，生活習慣のなかでは難しい行為のため，子どもが興味をもち始めたら体験させること，早期から繰り返させる経験により獲得できるようになる.

清潔

- 清潔に関する生活習慣は，食事や排泄などの生理的な欲求とは異なることから，教えなければ，行為を習得することはできない. 子どもが清潔行為に関心をもち，自然な形で体感できるように生活環境を整えることが必要である.
- 清潔に関する生活習慣には，手洗いや歯磨きなどの身体を清潔にするための行為と身の回りの清潔といった社会生活上の清潔行為（マナー）まで範囲は広い.
- 清潔に関する生活習慣は，手洗い，洗顔，入浴，洗髪，歯磨き，うがいなどがある.

（1）疾病予防としての清潔

- 手洗いやうがいは，感染症の予防につながる身近な行為である. 一般的に1歳半になると大人の模倣から手洗いをしたがるようになり，2歳ごろから手洗いするようになる. 特に，インフルエンザやノロウイルスなどの感染症は，集団生活の場における感染予防として有効なため，外出後，食事前，排泄後の手洗いを習慣化するとよい. 乳児期など，自分から手洗いできない時期からおしぼりを用いたり，大人が一緒に手を添えて手洗いしたりすることは，清潔習慣を獲得するのに有用である.
- 歯磨きを習慣化することは，う歯（むし歯）予防，口腔の清潔として重要である. 1〜3歳は乳歯のう歯が発生しやすく，4〜5歳は永久歯のう歯が発生しやすくなる時期のため，乳児期から歯磨きを導入し，生活習慣の一つとして位置づけるとよい. 2歳ごろから歯磨きをするようになるが，大人による仕上げ磨きは必要で，4歳ごろで歯磨き，うがい，口すすぎができるようになる. 2005年「健やか親子21」[*3] の中間評価では，う歯のない3歳児の割合を80％以上にすることを新たな目標として追加し，最終評価では81％と目標を達成している. 2015年度からの第2次「健やか親子21」では，最終目標を90％としている.

*3
2001年から開始した，母子の健康水準を向上させるためのさまざまな取組をみんなで推進する国民運動計画. 2015年度からは，現状の課題を踏まえ，新たな計画が始まっている.（厚生労働省）
https://rhino.med.yamanashi.ac.jp/sukoyaka/

（2）社会習慣としての清潔

- 清潔に関する習慣には，疾病予防としてだけでなく，社会生活上のマナーとして大切な要素を含んでいる．入浴・洗髪や清潔な衣服を身に着けることにより身だしなみを整えることは，社会生活を営むうえで必要な行為である．
- 食事や排泄後の手洗いなどは，感染症対策としての要素が大きいが，マナーとしても大切な意味をもつことから，子ども自身が清潔の意義や必要性を理解して生活に取り入れられるように工夫するとよい．

睡眠

（1）サーカディアンリズムとは

- サーカディアンリズムは，概日リズムといわれ，体内時計に支配された基本的な生命現象である．ヒトのサーカディアンリズムは，地球の1日である24時間よりも大多数の人で長いため，朝の光，食事や社会的環境（これらを同調因子という）により，地球と同じ24時間周期に合わせて（同調させて）いる．
- 睡眠・覚醒，体温，心拍数，ホルモンの分泌などのサーカディアンリズムは，体内時計を中心とした中枢神経系の成熟を基盤として，各器官の感受性と成熟度により生後さまざまな時期に形成されるので，養育環境を整えることは，サーカディアンリズムにとって重要である．

（2）睡眠を調節するしくみ

- 睡眠の調節は，神経系の調節とホルモンなどの液性調節機構があり，睡眠中に分泌されるホルモンには睡眠そのものによって分泌されるもの（睡眠依存型）とサーカディアンリズムに依存して分泌されるもの（概日リズム依存型）の2種類がある（図3-3-2）．
- 睡眠依存型の代表的なホルモンに成長ホルモンがあり，睡眠初期に多量に分泌され，入眠時刻を移動させても分泌のピークは変わらない．一方，概日リズム依存型の強いホルモンには，コルチゾール（副腎皮質）やメラトニン（松果体）があり，コルチゾールは早朝から午前中にかけて分泌が亢進し，夕刻から夜中にかけて低下して入眠時刻に影響されない．メラトニンはヒトでは眠気や睡眠に密接に関係して眠りをもたらす効果があり，分泌は夜間に亢進し，光により抑制される．
- 「よく眠る」とは，夜間に眠るという「時間帯」と，十分に眠るという「質」の二つの要素が必要である．

（3）睡眠覚醒リズムの確立

- 新生児は，3～4時間の短い睡眠を繰り返す（ウルトラディアン）が，成長とともに睡眠は夜間に集中し，昼間は覚醒しているようになる．乳児の睡眠覚醒リズムは，3か月ごろには24時間周期になる．一般的に，1～3歳の睡眠時間は11～13時間で，年齢が進むにつれ減少する（図3-3-3）．
- 睡眠と覚醒は互いに影響し合い，周期性のリズム（生体リズムやサーカディアンリズム）をもっている．睡眠―覚醒の循環は，①すぐ眠る，②ぐっすり眠る，③すっきり目覚める，という良質睡眠の3要素で，このサイクルは円

用語解説

サーカディアンリズム

生物がもつ振動系の周期のこと．24時間で変化する地球の昼夜環境とはわずかにずれていることが多い．ヒトの場合，多くは24時間よりも長い周期である．

図3-3-2 ▶ 睡眠の時間帯を移動させたときの
ホルモンの分泌パターン

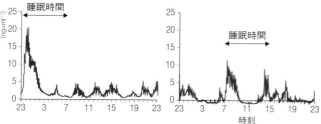

●成長ホルモン（GH）（睡眠依存型）

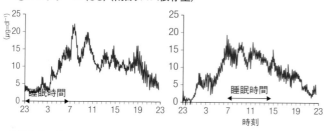

●コルチゾール（CS）（概日リズム依存型）

（小林敏孝．睡眠の機能に関する研究．高橋清久編．睡眠学 眠りの科学・医歯薬学・
社会学．東京：じほう；2003．p.47．）
（天野敦子ほか．子どもの保健 理論と実践．東京：日本小児医事出版社：2008．p.110．）

図3-3-3 ▶ 年齢と睡眠内容の変化

新生児：短い眠りが昼夜繰り返されている

1歳：生物時計が夜の眠りを多くする

4歳：昼寝の時間が限られてくる

10歳：夜にまとめて長い眠りを取る

成人：睡眠時間が短縮されてくる

老人：昼寝が復活して夜の眠りが浅くなる

（裏出良博．睡眠の発現に関する研究．高橋清久編．
睡眠学 眠りの科学・医歯薬学・社会学．
東京：じほう；2003．）

で図示できる（図3-3-4）．

● 子どもの生活リズムを確立するためには，睡眠と覚醒（休息と覚醒）のリズム
づくりが基本である．起床時刻・就床時刻は，生活リズムの「定点」であり，
朝の光を浴び，サーカディアンリズムをスタートさせたうえで，食事などを
節とした規則正しい生活リズムを整えることは，生活リズムやそれに関連す
る生活習慣の獲得に重要である．2歳以降なら午前10～12時に眠気なく十
分な活動ができるか否かが，睡眠の量，質，生活リズムの良し悪しを判断す
る目安となる．

● 幼児期は，睡眠の質が変化する時期のため，昼寝を必要とする子どもと必要
としない子どもが混在していることから，個々の子どもに合わせた柔軟な対
応が必要である．昼寝が午前午後の各1回になる時期は生後8か月ごろ，昼
寝が午後1回になるのは1歳2か月以降といわれ，5歳ごろからは昼寝をし
なくなる場合も多い（図3-3-5）．

● 生活習慣として睡眠の身体に及ぼす影響が明らかになってきた．3歳児の睡
眠時間が9時間未満の子どもと11時間以上の子どもを比較すると，10年後
に肥満になる子どもは睡眠時間9時間未満のほうが1.6倍多かった（図3-3-
6）ことから，睡眠不足によるグレリン（食欲を増すホルモン）の分泌増加と
成長ホルモンの減少による脂肪分解の抑制などが原因として考えられてい
る．幼児期から生活習慣が夜型化しないように，早寝早起きの規則正しいリ
ズムづくりが大切である[*4]．

*4
e-ヘルスネット（厚生労
働省）には，「小児の睡
眠不足や睡眠障害が持
続すると，肥満や生活
習慣病（糖尿病・高血
圧），うつ病などの発症
率を高めたり症状を増
悪させたりする危険性
があります．適切に対
処していくには「早起
き・早寝」という基本的
な生活習慣から見直す
ことが必要です．」と紹介
され，その内容が説明
されている．

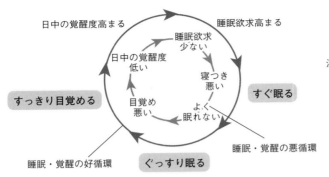

図 3-3-4 ▶ 睡眠—覚醒の循環と良質睡眠の3要素

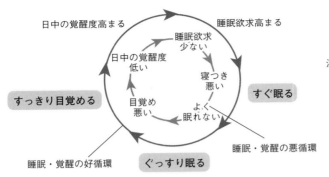

注) 睡眠と覚醒はたがいに影響を及ぼし合っており，1日の生活をサイクルとする環境を形成している．外側のサイクルがよい状態の循環と解釈でき，良質睡眠の3要素を満足している．

(小山恵美. 寝室の環境づくり. 鳥居鎮夫編. 睡眠環境学. 東京：朝倉書店；1999. p.128.)

図 3-3-5 ▶ 1日当たりの昼寝の回数の年齢による変化

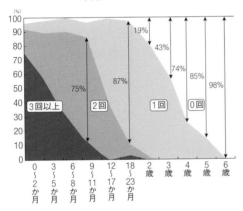

(福田一彦. ヒトの睡眠・リズムの発達について−乳幼児期から大学生まで−. 睡眠医療 2011；5 (4)：385−9.)

図 3-3-6 ▶ 3歳時の睡眠時間と中学1年生時（10年後）の肥満との関係

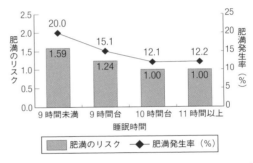

注) 図は，3歳時の睡眠時間が短いほど，中学1年生時（10年後）の肥満発生率が高いことを示している．

(関根道和. 心配な眠り⑦寝ぬ子は太る. チャイルドヘルス 2007；10 (9)：26.)

自己学習 **基本的生活習慣の確立**

1. 基本的生活習慣には，（　　　），（　　　），（　　　），（　　　），（　　　）がある．

食事

2. いろいろな食物を（　　　），（　　　），（　　　），（　　　）などの経験から自分で食べようとする意欲をつくり，生涯を通した食習慣の基礎となる．

3. 乳児期から幼児期にかけては，さまざまな食物を味わうことにより，（　　　）や（　　　）が発達するため，食材を味わうだけでなく，（　　　）を育むことも大切である．

4. 1歳ごろから（　　　）を使い始め，（　　　）ようになり，2歳半になると（　　　）ようになり，3歳では，（　　　）を使い始める．

排泄

5. 乳児期は，直腸や膀胱に排泄物がたまると（　　　）に排泄するが，自分の意思で排泄できるようになる時期は（　　　）歳ごろである．

6. 日中の排尿は（　　　）歳ごろ，夜間のおねしょの回避は（　　　）歳ごろに確立できる．排便行為は（　　　）歳ごろに確立でき，（　　　）歳で排泄の後始末もできる．

着衣・脱衣

7. 子どもは，幼いほど（　　　）が未熟なため，衣服により（　　　）や（　　　）などの調節をすることが必要である．

8. 1歳になると（　　　）や（　　　）を自分で脱ぐことができ，1歳後半ごろには，（　　　）や（　　　）を途中まで脱ぐようになり，4〜5歳では，一人で（　　　）をするようになる．

清潔

9. 清潔に関する生活習慣には，（　　　）と（　　　）まで範囲は広い．

10. 清潔に関する生活習慣には，（　　　），（　　　），（　　　），（　　　），（　　　），（　　　）などがある．

睡眠

11. 乳児の睡眠覚醒リズムは，生後（　　　）か月ごろには24時間周期になり，1〜3歳の睡眠時間は（　　　）時間で，年齢が進むにつれ減少する．

12. 昼寝が午前午後の各1回になる時期は，生後（　　　）か月ごろ，昼寝が午後1回になるのは（　　　）以降といわれ，（　　　）歳ごろからは昼寝をしなくなる場合も多い．

解答

[1] 食事，排泄，着衣・脱衣，清潔，睡眠
[2] みる，触る，嗅ぐ，味わう
[3] 味覚，咀嚼機能，噛む力
[4] スプーン，コップの水を飲む，両手で食器を使う，箸
[5] 反射的，2〜3
[6] 3，4，3，4〜5
[7] 体温調節，保温，汗の吸着
[8] 靴下，帽子，パンツ，ズボン，着替え
[9] 身体を清潔にするための行為，社会生活上の清潔行為（マナー）
[10] 手洗い，洗顔，入浴，洗髪，歯磨き，うがい
[11] 3，11〜13
[12] 8，1歳2か月，5

4 日常に必要な養護

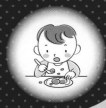

学習のポイント

1. 抱っことおんぶの利点・欠点について具体的に整理する.
2. 冷凍母乳の取り扱いについて理解する.
3. 離乳食の進め方の調理形態について理解する.
4. 好ましい間食の例を理解する.
5. おむつ交換時の注意点を理解する.
6. 排泄行動自立への援助方法について理解する.

抱っこ・おんぶ

- 抱っこやおんぶは, スキンシップを図ることで, 子どもに安心感や満足感を与える. また, 保育者にも安心感をもたらす. 子どもの情緒的発達を促し, 基本的信頼が培われる.

（1）抱っこ

①利点・欠点

- 子どもの表情をみながら, 目と目を合わせるとコミュニケーションを図りやすい. 子どものちょっとした変化にも気づくことができる.
- 前抱っこバンドやスリングなどの布の帯を使うことで, 子どもと対面できる.
- 保育者の足元がみえにくく転倒した際に, 子どもが転落したり, 一緒に転倒することでけがを負う危険がある.

②抱っこのしかた（図3-4-1）

ⅰ）横抱き

▶ 新生児から3〜4か月ごろまでの首がすわる前の子どもに適している.

- 両手で頭を持ち上げてから, 片手で後頭部と首を支える. あいた手を股の下に入れおしりを支え抱き上げる.
- 子どもを保育者の胸に寄せて, おしりを支えていた手で背中を支える. そのままその手を伸ばし, 首から後頭部を支える. 同時に反対の腕の肘に子どもの首を乗せかえる*1.
- 子どもの首を乗せた腕で背中から腰を支える. 反対の手でおしりを支える*2.

ⅱ）縦抱き

▶ 首がすわった子どもに可能である.

- 片腕を脇の下に回し, 反対の手でおしりを支える. 保育者の体を子どもに接

*1
乳児は気道や気管が狭くつまりやすい. また, 腹式呼吸のため, 首や腹部を圧迫する姿勢は呼吸の妨げになる. 首を支えて前後に屈曲しないようにする.

*2
股関節脱臼を引き起こさないために, 乳児が自然な足の形（股関節がM字型）を保てるようにする.

図 3-4-1 ▶ 抱っこの方法

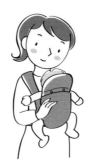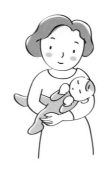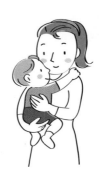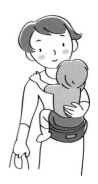

するように前傾にして抱き上げる．または，両方の脇の下に手を入れ支え，体を立てるようにして抱く．

● 子どもの手を保育者の肩や首にかけさせる．

ⅲ）その他（コアラ抱っこ，腰抱き，寄り添い抱き）

🔽 首がすわり，子どもが体幹を保持できるようになったら行う．

（2）おんぶ

①利点・欠点

● 「おんぶ紐」を使うことで保育者の両手があき，使うことができる．また，足元の視野が広がり，安全面での危険が少ない．体力の弱い高齢者や子どもでも背負うことができる．

● 首がすわる前の子どもには勧められない．保育者は子どもの表情がみえないので，状態の変化に注意する必要がある．

②おんぶのしかた

● どのような場合も，まず子どもの足を広げ，おしりをしっかり支える．おんぶ紐を使用する場合は，おしりを広く包み込み，体重をおしりのほうから受け止めるようにする（図 3-4-2）．

抱っこ・おんぶの補助具 （図 3-4-3）

● 育児用品としてさまざまな用具が市販されており便利であるが，子どもの発達段階に適した安全なものを選び正しく使うことが重要である．首がすわるまでは頭当てや背当てのあるものを選んだり，不意の事故に備え，必ず保育者の片手を子どもに添えておくことなどが必要である．

食事介助

● 子どもにとっての食事は，成長発達を促すために必要な栄養素やエネルギーを，発達過程に応じた方法で摂ることが重要である．また，人と一緒に食事をすることで食事行動や食習慣を獲得し，食事の楽しさや満足感，心理的安定感を得ることができる．

図3-4-2 ▶ おんぶのしかた　　図3-4-3 ▶ 抱っこ・おんぶの補助具　　図3-4-4 ▶ 授乳のしかた

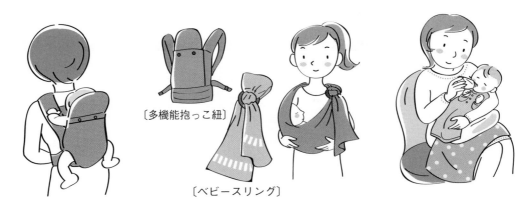

〔多機能抱っこ紐〕

〔ベビースリング〕

（1）授乳

● 乳児期は成長発達が最も著しい時期であるため，授乳によって必要な栄養素やエネルギーを摂ることが重要である．授乳には大きく分けて「母乳」と「人工栄養」がある．

①授乳の方法

ⅰ）人工栄養の場合[*3]

①おむつ交換をし，衣服を整える．

②手を石けんと流水で洗う．

③哺乳瓶に出来上がり量の半分の湯（一度沸騰させてから70℃くらいに冷ます）を入れ，必要量の調製粉乳を入れる．

④泡立てないように哺乳瓶を軽く振って粉乳を溶かす．

⑤予定量まで湯を加え，乳首をつけ軽く混ぜる．

⑥人肌の温度（37〜38℃）まで冷ます．

⑦よだれかけかタオルを胸元にあて，首を支え，子どもに語りかけながら授乳する（図3-4-4）．

⑧授乳途中，授乳後に排気をさせながら，飲むだけ与える．飲み残しは破棄する．

ⅱ）冷凍された母乳の場合

①人工栄養の①②と同じ．

②母乳バッグは，冷蔵庫・室温・流水または微温湯による湯せんで解凍し，解凍後は微温湯で湯せんし37℃程度に温める．解凍した母乳は，24時間以内に使う．電子レンジで加熱したり，一度解凍したものを再冷凍しない．

③温まった母乳を清潔な哺乳瓶に移し替える．

④人工栄養の⑦と同じ．

⑤冷凍された母乳は，1か月以内には使い切る．

ⅲ）哺乳瓶の消毒方法（電子レンジを使用する場合）

①電子レンジ用哺乳瓶消毒容器に洗剤で洗った哺乳瓶と，指示量の水を入れる．

＊3
2018年には，日本でも乳児用液体ミルクの製造・販売が許可された．災害時などの活用が期待されている．

図3-4-5 ▶ 離乳食の進め方の目安

		離乳初期 生後5〜6か月頃	離乳中期 生後7〜8か月頃	離乳後期 生後9〜11か月頃	離乳完了期 生後12〜18か月頃
		← 離乳の開始 ――――――――――――――→ 離乳の完了			
〈食べ方の目安〉		●子どもの様子をみながら1日1回1さじずつ始める. ●母乳や育児用ミルクは飲みたいだけ与える.	●1日2回食で食事のリズムをつけていく. ●いろいろな味や舌ざわりを楽しめるように食品の種類を増やしていく.	●食事リズムを大切に,1日3回食に進めていく. ●共食を通じて食の楽しい体験を積み重ねる.	●1日3回の食事リズムを大切に,生活リズムを整える. ●手づかみ食べにより,自分で食べる楽しみを増やす.
調理形態		なめらかにすりつぶした状態	舌でつぶせる固さ	歯ぐきでつぶせる固さ	歯ぐきで噛める固さ
一回当たりの目安量	I 穀類(g)	●つぶしがゆから始める. ●すりつぶした野菜なども試してみる. ●慣れてきたら,つぶした豆腐・白身魚・卵黄などを試してみる.	全がゆ 50〜80	全がゆ90 〜軟飯80	軟飯80 〜ご飯80
	II 野菜・果物(g)		20〜30	30〜40	40〜50
	III 魚(g)		10〜15	15	15〜20
	又は肉(g)		10〜15	15	15〜20
	又は豆腐(g)		30〜40	45	50〜55
	又は卵(個)		卵黄1〜全卵1/3	全卵1/2	全卵1/2〜2/3
	又は乳製品(g)		50〜70	80	100
〈歯の萌出の目安〉			乳歯が生え始める	1歳前後で前歯が8本生えそろう	
					離乳完了期の後半頃に奥歯(第一乳臼歯)が生え始める
〈摂食機能の目安〉		口を閉じて取り込みや飲み込みができるようになる. 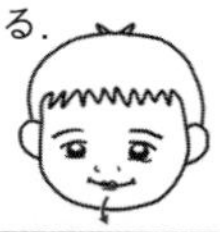	舌と上あごでつぶしていくことができるようになる. 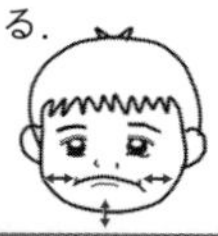	歯ぐきでつぶすことができるようになる. 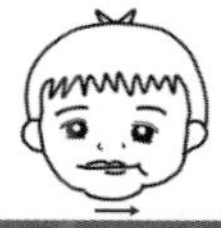	歯を使うようになる.

上記に示す事項は,あくまでも目安であり,子どもの食欲や成長・発達の状況に応じて調整する.

※衛生面に十分に配慮して食べやすく調理したものを与える

(厚生労働省. 授乳・離乳の支援ガイド. 2019. p.34.)

②指示にあるワット数,時間(分)にセットする.

③水を捨て,そのままの容器で次の授乳まで置いておく.

(2)離乳食

● 生後5〜6か月になると,母乳やミルクの乳汁栄養だけでは必要なエネルギーや栄養素が不足してくる.離乳とは,乳汁栄養から固形食栄養に徐々に移行する過程である.

①離乳のすすめかた

● 1回の食事の目安量は,「離乳食の進め方の目安」(図3-4-5)を参考にするとよい.

②食事介助の方法

- おむつ交換を済ませる．保育者は石けんと流水できれいに手を洗う．
- エプロンをつけて保育者の膝に座らせるか，座位がとれれば椅子に座らせる（図3-4-6）．
- 子どもの手をタオルで拭き，「いただきます」の挨拶をする．
- 舌の中央に食物が乗るようにスプーンを口に入れる．
- 口や舌の動きをみて，飲み込めたら子どもをほめる．「あーん」や「おいしいね」など話しかけながらすすめる．
- 食べ終わったら「ごちそうさま」の挨拶をして，口の周りや手をきれいに拭く．

図 3-4-6 ▶ 食事介助の方法

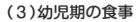

（3）幼児期の食事

- 幼児期は基本的な食習慣が形成される時期である．大人と同じような食事形態で摂取するようになり，手づかみで食べることからスプーン・箸などを使って食べることを学んでいく．

①食事介助の方法

- 排泄を済ませ，手を洗い，食事ができる準備をする．可能であれば子どもと一緒に準備する．
- 「いただきます」の挨拶をする．
- 子どもが自分で食べることを援助する．スプーンに手を添えて一緒にすくったり，一人ですくったり取りやすい大きさに食物を切り分ける．
- むらなく食べるように「これも食べてみようか」「おいしいね」などと話しかけて促す．
- 食べ終わったら「ごちそうさま」の挨拶をして，一緒に後片づけを行う．

（4）間食について

- 幼児期は消化機能が未熟で，胃の容量も小さいため，3回の食事だけでは必要なエネルギーや栄養素が補えない．そのため，1〜2回の間食で補う．
- 適量は，個人差もあるが，1日の必要エネルギー量の10〜15％である．
- 表3-4-1に好ましい間食を示す．

表 3-4-1 ▶ 幼児期の間食の一例

乳製品	牛乳，ヨーグルト，チーズ
いも類	焼き芋，ふかし芋，芋けんぴ
果物類	干し柿，果汁，フルーツポンチ
おにぎり，せんべい	
骨ごと食べられる小魚	
麦茶，野菜ジュース	

（5）学童・思春期の食生活の問題

- 近年，欧米型の食生活への移行や，ファストフード，不規則な食事，偏食・

欠食が増えている．また，家族そろって食事をすることがなくなり，個別で食事をする孤食が増えている．肥満傾向の園児には，将来的に生活習慣病予防を配慮して，給食時の食べ方に注意して，必要時は保護者へ連絡する．

口腔の清潔

- 子どもが基本的生活習慣を身につけていく過程において，特に清潔習慣としての口腔ケアは，う蝕や口腔疾患を予防・改善するために重要である．う蝕によって起こる口腔疾患や異常が子どもの噛み合わせ（咬合系）の発育に与える影響（咀嚼機能の低下，永久歯の萌出時期の異常，発育障害など）は大きい．

図 3-4-7 ▶ 発達段階別歯ブラシ

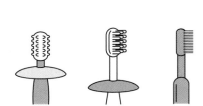

6〜8か月ごろ 8〜12か月ごろ 12か月〜3歳ごろ

- 口腔ケアは，成長とともに著しい形態変化を伴う歯と口腔粘膜の清潔と機能を保つために行う．また，ブラッシングとうがいにより爽快感を得られる．さらに，口腔内の異常の発見にもなる．
- 歯磨きを行う場合，子どもの歯に合った歯ブラシを使うことが大切である．歯ブラシの植毛部は，上顎前歯2本分くらいの幅のものを選択し，硬さは「やわらかめ」か「ふつう」にする（図3-4-7）．

（1）フッ化物塗布

- 歯質強化，う蝕予防にフッ化物塗布は有効である．フッ化物塗布とは，歯の傷を修復し，酸に溶けにくいフルオロアパタイトを作り，歯のエナメル質を溶けにくく強化する「フッ素」を歯の表面に塗ることである．フッ化物は，細菌が作り出す酵素の働きを阻害し，う蝕の発生を抑制する．
- 萌出後間もない歯は，フッ化物の取り込みがよいので，子どもの場合，定期的に行うとよい．しかし，フッ化物塗布をしたからといって必ずう蝕にならないというわけではないので，普段から丈夫な歯を作るための栄養バランスを考えた食生活や，毎日の歯磨きが大切である．

（2）歯科健康診査

- 母子保健対策事業として行われている1歳6か月児健診と3歳児健診では，内科以外に歯科の診察を行っている．歯数や歯並び，う蝕の検査や予防法，食生活状況などから口腔環境をチェックし，その後の対策を考えるうえで重要である．
- 1歳6か月児健診では，噛み合わせや歯並びが気になる時期ではあるが，3歳児健診にはほとんど問題がない状況に改善することがあるため，経過を注意深く観察することが必要である．また，指しゃぶりやおしゃぶりにより，奥歯が噛み合っていても前方の歯が噛み合わず隙間が生じる開口が誘導され

るが，指しゃぶりを止めることで自然治癒する．

- 特別な配慮が必要な場合として，う歯が多い，または重症な場合がある．その背景として，親や子どもに障害がある，貧困，虐待などさまざまな場合を考え，地域の保健センターや市役所等の行政と連携が図れるようにする．

（3）乳児の口腔ケア

- この時期の口腔ケアの目的は，歯ブラシに慣れるためと，食べたら口腔内を清潔にするという習慣づけである．

①実際の方法

- 歯が生え始めたら（生後6～8か月），離乳食後や寝る前に白湯や麦茶を飲ませる．
- ガーゼや綿棒で歯を拭く．下の前歯は唾液で洗浄されやすいが，上の前歯は汚れが残りやすいので念入りに拭く．
- 歯ブラシに慣らすために，自分で噛ませたり，軽く歯にあてて磨く．

（4）幼児の歯磨き

- 幼児では，自分でできる磨き方を覚え，歯磨きを習慣化することが大切である．

①実際の方法

- 大人の真似をして歯を磨くようになるので，子どもに歯ブラシの持ち方や磨き方を教える．自分で磨いた後に必ず点検をし，磨き残しがあれば保育者が磨きなおす（図3-4-8）．そのときに，歯と歯の間，歯と歯肉の境目，奥歯の溝はていねいに磨く．

- 歯面に垂直に歯ブラシの毛先を軽くあて，1cm程度の細かな振動で磨く（スクラッビング法）．

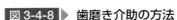

図3-4-8 ▶ 歯磨き介助の方法

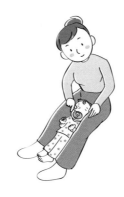
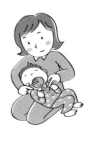

- 吐き出すことが難しい幼児前期は水だけで行い，ブクブクうがいができるようになったら歯磨き剤を使用する．
- 奥歯や歯と歯が隣接する面は，糸ようじ®（デンタルフロス）を用いて清掃すると効果的である．
- 1～2歳の幼児では，歯磨き中，じっと動かないでいられず危険なため，図3-4-8の左図のように固定し安全に行うことが大切である．

®は，その名称が商品名であることを示す（登録商標）．

衣服の着脱

- 衣服は，外界からの物理的刺激に対して皮膚を保護し，皮膚からの排泄物を吸い取って付着させる役割と，外界の気候に対して自らの体温を調節する役割がある．

図3-4-9 ▶ 乳児の衣服の例

長肌着	短肌着	カバーオール	よだれかけ	ベスト

  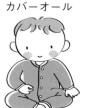

0〜5か月	0〜12か月	2〜12か月

図3-4-10 ▶ 幼児の衣服の例

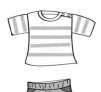 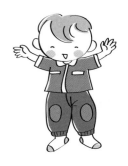 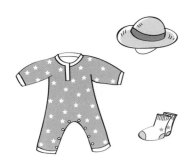

- 新生児期や乳児期早期は，体重あたりの体表面積が成人の3倍もあり，皮下脂肪は少なく，汗腺の働きが不十分であることから，体温が環境温度の影響を受けやすい．背中に手を入れると汗ばんでいたり，腕や首の温かみがなく機嫌が悪いときは，衣服を着脱して調節する．
- 子どもの呼吸運動は，新生児や乳児は腹式，2歳ごろから胸腹式，3〜4歳ごろから胸式呼吸と変化する．成人に比べ酸素の消費量が多く呼吸数が多いため，呼吸運動を阻害しないようにズボンやスカートなどはウエストがゴム製の衣服を選ぶ．

（1）望ましい乳児・幼児の衣服の条件

①乳児（図3-4-9）

- 保温性，吸湿性，通気性にすぐれ，皮膚に刺激の少ないもの．たとえば，材質は綿がよい．
- 新陳代謝が盛んで発汗が多く，また手づかみで食事をしたり，遊びで衣服を汚す機会が多いので，汚してもよいもの．頻回に洗濯しても耐える丈夫さと乾きやすいものがよい．
- 気温の変化に調節しやすいもの．ベストが1枚あると着脱も簡単で，温度も調整しやすい．
- 運動を妨げないように伸縮性がありサイズの適したもの．
- 6か月以上の乳児では，手でつまみ，口に入れるなどの行動が盛んになるため，安全面からあまりボタンや飾りがないものがよい．

②幼児(図3-4-10)

- 運動量が増し，汚れや損耗がひどくなるので，体の動きを妨げず，吸湿性の高い丈夫な素材.
- 自分で着脱しやすく，扱いやすいボタンやスナップで前あきのデザインがよい．排泄が自立していく時期はパンツやおむつも着脱が容易なものがよい.

（2）衣服の交換方法

①乳児

- 発汗でぬれたとき，汚れたとき，入浴時に交換する.
- 着替える衣服を準備する．肌着とカバーオールをセットしておくとよい.
- 子どもに声をかけながら着ている衣服を開き，肘を曲げて片方ずつ腕をぬいて脱がせる.
- 片方の袖口から手を入れ，子どもの手首を受け取り，腕を袖に通す(迎え袖)．反対の腕も同じように通す.
- 子どもの背中から頭部に手を添えて，衣服を引っ張り整える.

②幼児

- 着替える衣服を準備する．子どもに聞いて好みの衣服を選ぶ.
- 子どもに声をかけながら，自分でできるところは見守り促す．1歳ごろから自分で靴下や上着を脱ごうとする．2～3歳ごろから一人で脱ぎ着しようとする．幼児期後期には自分の好みの衣服を選んで脱ぎ着ができる．子どものペースを尊重する.
- 援助が必要な部分は子どもに確認しながら手伝う.
- 自分でできたことをほめる.

（3）おむつの交換方法

- 尿や便により汚染されたおしり・陰部の皮膚を清潔に保つために行う.
- 尿や便で汚れた子どもの「不快」な感覚から「快」の感覚を提供する.
- 皮膚の状態や排泄物の性状を観察し，子どもの状態を把握する.
- 子どもとコミュニケーションを図る機会とする.
- 新しいおむつ(布おむつとおむつカバーまたは紙おむつ)とおしりふき用ガーゼ(市販のおしりふきでない，ガーゼを温湯に湿らせたものが好ましい)を準備する．おむつ替え用の敷物の上におむつを広げておく．保育所では集団生活をしているため，他児に感染しないように清潔におむつ交換をするために，一人ずつ使い捨て手袋を装着する.
- おむつ替え用敷物の上に，子どもの足を手前にして寝かせる.
- 替えのおむつの上で汚れたおむつを開く．パンツ式の紙おむつはおむつの脇を破ってはずす.
- 微温湯でぬらしたおしりふき用ガーゼでトントンと軽くたたくように汚れを拭き取る．女の子は前から後ろ方向に拭く．子どものおしりの下に手を入れて腰を持ち上げ，汚れたおむつを丸めながら引き抜く．両足を持って腰を上げると股関節脱臼を起こす可能性があるので行わない.
- 使い捨て手袋を外し，おむつをあてる．布おむつはおへそがみえるように折

り曲げ，保育者の指2本分が入るくらいの余裕をもたせる．股関節周囲のはみ出た布おむつをカバーの中に入れる．紙おむつはおなか周りや股関節のギャザーが内側に折れ込んでいないか確認し，おなか周りに保育者の指2本分が入るくらいで，左右対称にテープを留める．

排泄とトレーニング

（1）子どもの排泄のしくみ

- 新生児期・乳児期前期は神経機能が未成熟なため，膀胱に尿がたまり膀胱が拡大すると反射的に排尿してしまう．乳児期後期になると神経系が発達し，膀胱にたまる尿量が増加し，尿がたまったという情報が延髄から大脳皮質にまで伝達されるようになる．

- 幼児期になると神経機能だけでなく，自立歩行などの運動機能や言葉が話せるようになるなどの言語能力の発達に伴い，膀胱に尿がたまったという刺激は大脳皮質に伝達され，尿意を知覚するようになる．

- 夜間睡眠中は大脳皮質の働きが抑制され，尿意を知覚することが難しくなる．そのため，夜間睡眠中に作られる尿量が膀胱の蓄尿量を超えるとおねしょとなる．年齢とともに夜間の尿量が減少し，膀胱の容量が増大していくことで，おねしょはなくなっていく．

- 新生児期・乳児期の排便は，直腸に便がたまると反射的に排便し，授乳時や泣くことで腹圧がかかると排便してしまうことが多い．離乳食が進み，便が有形化するにしたがい，排便時にいきむようになる．幼児期になって神経機能が発達してくると，便意を知覚するようになる．

- 尿意や便意を知覚し，意識的に抑制し，トイレやおまるで排泄できるようになることが排泄の自立である．

（2）排泄行動自立への援助の方法

- 自立歩行ができ，言葉がいくつか話せる段階に入ったら，神経が発達し尿意を知覚できる準備に入ったと評価できる．

- 排尿間隔が2時間くらいあくようになったら，トイレやおまるに誘導する．強要したり，あまり長く座らせるのは嫌がる原因になるためしない．初めのうちでもタイミングが合ったり偶然排尿することもあるが，何回か誘導していると自発的に排尿できるようになる．排尿したら，尿をみせながら「チィ出たね．気持ちいいね」と声かけし，ほめるとよい．排尿時に「放尿感」「視覚的認知」「聴覚的認知」を体験して，「おしっこ」を理解できるようになる．

- 誘導して5割から8割くらいの成功率になったら，昼間のおむつを外してみる．失敗したとき，むやみに叱ったり，愚痴をこぼしながら後始末をしないようにする．

- トレーニングが成功したら，その都度「気持ちよかったね」「えらかったね」とよくほめる．

- 排便では，排便回数が1日に1〜2回や何日かに1回になり，排便リズムができ始めると，排便前になんらかのサイン（いきむようなそぶり，急に静か

になるなど）を出すことがある．このときにトイレやおまるに誘導する．

- 大人と同じトイレを使う場合は，子ども用便座をつけたり，足台を使用するなど，子どもが使いやすいようにする（図3-4-11）．その際，転倒などに注意する．

図3-4-11 ▶ 子ども用便座を使った大人用トイレの使用方法

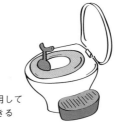

大人用トイレに子ども用便座を併用して使用することもできる

沐浴・入浴方法

- 子どもは皮膚が薄く，体重に比較して体表面積が大きく不感蒸泄が多い．皮膚のpHは大人が4.2〜5.6に対して新生児では6〜7と酸性度が低く，自浄作用が弱い．また，免疫能の未熟性から感染を起こしやすい．発汗や皮脂，唾液などで不潔になりやすいため，皮膚の清潔を保つことが必要である．

（1）沐浴とは

- 沐浴は，沐浴槽を使用して新生児や乳児の身体を洗い，清潔を保つことである．

（2）目的と方法

①目的

- 身体を清潔にし，皮膚粘膜の生理作用を正常に保ち，感染防止を図る．
- 血液循環を促進し，新陳代謝を高める．
- 心身を爽快にし，清潔習慣を養う．
- 全身の観察を行う．

②方法

①沐浴槽に38〜40℃（夏季は38℃，冬季は40℃）の湯を入れる．必ず保育者の腕内側で湯を触って温度を確認する．石けんやガーゼをとりやすい位置に置く．洗面器などに上がり湯を準備しておく．室温は25℃前後とする．

②着替えを広げておき，その上にバスタオルを敷いておく．子どもを寝かし，服を脱がす．

③ガーゼやタオル，沐浴布を子どもの身体にかける．頭部から背部，臀部をしっかり支え，子どもに声をかけながら足からゆっくりと浴槽に入れる．

④上がり湯で湿らせたガーゼで図3-4-12の順に顔を拭く．

⑤耳に水が入らないようにガーゼで頭に湯をかけ，泡立てた石け

図3-4-12 ▶ 顔を拭くときの順序

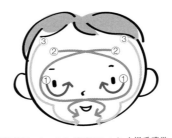

（中野綾美編. ナーシンググラフィカ 小児看護学②小児看護技術. 大阪：メディカ出版；2019.）

用語解説

不感蒸泄（ふかんじょうせつ）

発汗以外の，肌からの発散や呼吸などで体から失われていく水分喪失のこと．

顔を拭くときの順序

①目尻から目頭
②8の字を描く
③3の字を描く

んで頭髪を洗う．ガーゼで湯をかけながら石けんを落とす．

⑥首，腕，手，胸・腹，足，背中，陰部を洗う．一部分を洗うごとに湯で流す．

⑦体を湯につけて温まったら，かけ湯をして上がる．沐浴時間は10〜15分くらいがよい．

⑧バスタオルで頭髪，体の水分を拭いて，新しい衣服に着替える．頭髪をブラシで整える．

⑨使用した浴槽は洗浄し，物品は片づける．

③ポイント・注意点

- 沐浴前は一般状態（発熱・感冒症状などの有無）を観察して，沐浴できるかを確認する．
- 授乳後1時間以内，授乳直前の空腹が強いときは貧血を起こしたり，空腹で泣いて暴れるため避ける．
- 指の間や関節部など皮膚が触れ合っている部分は，汚れがたまっているので特に丁寧に洗う．

（3）入浴介助の方法（保育所で入浴しなければならない場合）

①浴室の温度，湯の温度（38〜40℃）を確認する．排泄が自立している子どもは排泄を促し，済ませる．着替えを準備しておく．

②子どもが脱げる場合は，衣服を脱ぐよう声をかける．全身に傷や異常がないかを観察する．

③お湯をかけ，汚れを落としてから，浴槽に入れる．身体が温まったら浴槽から上げてタオルに石けんをつけて洗う．自分で洗えるところは洗ってもらい，汚れている部分は声をかけて促す．洗髪するときは，家での方法を確認しながら（シャンプーハットを使うなど）介助する．しっかり石けんを落とす．

④再度浴槽に入り，身体が温まったら上がる．

⑤バスタオルで体や頭髪の水分をしっかり拭き，新しい衣服に着替える．必要なときはドライヤーで乾かす．

⑥水分補給をする．

①ポイント・注意点

- 浴槽で滑って転倒しないように注意する．
- 必ず保育者が見守る．
- 年長の子どもの場合は，羞恥心に配慮する．

就寝とその儀式

(1)子どもの睡眠の特徴

- 日本の子どもたちの睡眠は，急速に「夜ふかし」が進行している．国際比較をすると日本の子どもたちは，夜ふかしで朝寝坊が特徴的である（図3-4-13）．夜ふかしの幼

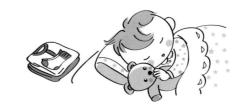

図3-4-13 世界の赤ちゃんの夜間の就床時刻

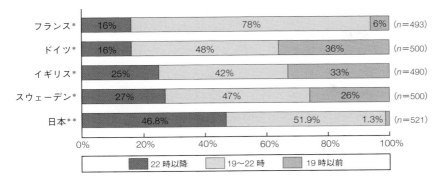

＊ P&G Panpers.com による調査より（2004年3～4月実施，対象0～36か月の子ども）
＊＊ パンパース赤ちゃん研究所調べ（2004年12月実施，対象0～48か月の子ども）
　　　（神山潤．総合診療医のための「子どもの眠り」の基礎知識．東京：新興医学出版社；2008．p.5.）

児は，早寝の幼児よりも昼間の活動量が減少していたとの報告があり，**昼間の活動性は，よい睡眠を得るための重要な要素であり，単に生活リズムだけの問題ではない**．

● 幼児の夜間睡眠時間の調査報告では，幼稚園児，保育園児，未就園児で比較すると，幼稚園児10時間6分，保育園児9時間21分，未就園児9時間57分であり，保育園児の睡眠時間が少なかった（2000年）．子どもの睡眠時間の短縮は，保護者のライフスタイルの夜型化による影響が大きいが，夜間の睡眠時間の不足を昼寝で補うと，また夜間の睡眠が少なくなり悪循環を起こすため，必要以上の昼寝を避け，夜間の睡眠を導入しやすい環境づくりをすることが必要である．

● 日本の乳児の約6割には「夜泣き」を認める．日本に特徴的な現象で，国際的にも「Yonaki」として報告されている．食事や昼間の活動のリズムを規則正しくし，あせらず親子のイライラの連鎖を断ち切ることが大切である．

（2）「入眠儀式」とは何か

● 乳児の6割程度に睡眠の開始に一定のものや状況がないと眠れない状況があり，これを「入眠儀式」という．子どもの睡眠関連病態の一つである不眠症のなかで小児の行動性不眠症である．病的なものとして捉えず，寝かしつけるための手段として利用するとよい．

● 近年は，ゲームを含むメディアの普及により子どもたちの活動量が少ないことや，夕食・入浴などの夜の生活リズムが遅延する傾向から眠りに時間を要することがあり，入眠儀式による眠りの準備が求められている．

● 入眠儀式の実際では，ぬいぐるみやお気に入りの物を持つことはもちろん，歯磨き，パジャマに着替える，翌日の衣服の準備などの眠る前に必ず行う生活習慣も含まれる．その子どもに合わせた入眠儀式を考え，よりよい眠りを誘う環境づくりを心掛けるとよい．

安全な外出

- 紫外線のことを理解して，外出先でよく遊び運動をして，いろいろな経験をすることが子どもにとって大切である．

（1）紫外線

- 紫外線（UV）とは，太陽光線のうち波長の短いものを指す．ほかには溶接アーク，殺菌灯からも発生するが，日常生活においては太陽光線に注意する．
- 波長の大きさによってUV–A，UV–B，UV–Cとあるが，UV–Bの一部とUV–Aが地表面に到達し，日の出から日没まで降り注いでいる．UV–Bが日焼けや角結膜炎，DNA損傷を起こす．
- 活発に細胞分裂が起きている子どもは，UV–BによるDNA損傷が起きるとその修復に間違いが生じやすくなるといわれており，皮膚がんの原因になる．
- 一生のうちに浴びる紫外線量のほとんどを18歳までに浴びるといわれている．子どものころからの紫外線対策を習慣にすれば，紫外線の悪影響を最小限にできる．

①乳幼児の紫外線対策

- 紫外線の強い時間帯（午前10時〜午後2時，特に正午が最高）の外出を避ける．
- 袖や襟のついた衣服やつばの広い帽子を着用する．
- 樹木や建物の日陰を利用する．紫外線は空気中に散乱したもの，地面からの反射によるものもあるので，日陰だからといってまったく紫外線の影響がないとはいえない．
- 日焼け止めクリームを使用する．ただし，1歳未満の乳児や皮膚疾患のある場合は積極的には勧めない．使用するときは，時間や場所，皮膚のタイプを考えて選び*4，使用上の注意をよく読み，十分な量をむらなく塗る．
- 気象庁のホームページや新聞などに紫外線の予報が出るので，活用するとよい．

②暑さ対策

- 熱くなったアスファルトに近い高さの幼児やベビーカーに乗っている乳幼児の体感温度は大人よりも高く，遊びに夢中になってしまい，自分で水分補給をするなどの判断や行動ができないため注意が必要である．

*4
SPFやPAは数字が大きいほど予防効果が高いが，皮膚への刺激は強い．子どもには子ども用を使用する．

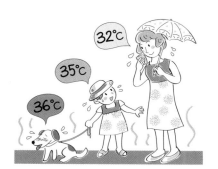

ⅰ）ベビーカー

- ベビーカーでの移動の際は，日陰を歩くことを心がける．
- ベビーカー内で熱くなりやすい背中や頭部の温度を下げるために，冷凍庫で冷やしても固くなりにくいジェル状の保冷剤や通気性の良いメッシュの敷物を使用するのも良い．

ⅱ）チャイルドシート

- 車に乗る前にあらかじめ車内を冷やしておく．
- 車内の温度が下がっていても，シートの温度が下がっていない事もあるため，チャイルドシート専用の保冷剤を使用したり，クーラーボックスに予備の保冷剤を準備しておく．
- ダッシュボードやフロントガラスにサンシェードを使用し，車内温度の上昇を防ぐ．

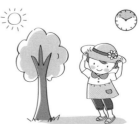

（2）日光浴

- 体内へのカルシウムの吸収を促し，骨を丈夫にする働きがあるビタミンＤは，バランスのよい食事と適度に日差しを浴びることで充足する．特に，母乳栄養の乳児はビタミンＤが不足しがちであり，適度な日光浴が必要である．
- 体に必要なビタミンＤは，1日15分程度の散歩で得られるとの報告がある[5]．
- 日照に恵まれているわが国では，適度な日光のもとで通常の生活をしている場合，ビタミンＤが不足することは少ない．

（3）園庭・園舎・園外で遊ぶときの注意点

- 子どもにとっての遊びは，生活そのものである．子どもが体を使って遊ぶことは，身体，運動能力の発達を促進させ，生き物やほかの子どもたちとの交流を深めることから情緒の発達を促す．遊びを通して社会のルールを学習し，子ども自身の社会性の発達促進にもかかわる．
- 遊具にかかわる事故には，①子ども自身が原因となる行動をとる，②遊具に問題がある，③環境に問題がある，という事故の起こる3段階の経緯がある．この3段階が破られたとき，致命的な事故が発生するといわれている．
- 事故に多いのは，遊具別ではすべり台やブランコ，受傷機転別では転落や衝突が多い．
- 遊具による事故予防のポイントとして，①子どもに遊具の正しい遊び方を教える，②小さな子どもには保育者が付き添って，子どもから目を離さないようにする，③公園や広場で危険な行動を見かけたら注意を促す，④遊具の昇り降りは両手で行う，⑤ブランコなど大きく揺れる遊具では，遊んでいる人のそばに近づかないなどが挙げられる．

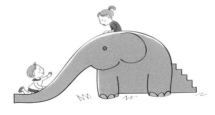

＊5
公益財団法人長寿科学振興財団「ビタミンＤの働きと1日の摂取量」
https://www.tyojyu.or.jp/net/kenkou-tyoju/eiyouso/vitamin-d.html

表 3-4-2 ▶ 遊びの構造と種類

	遊びの構造	遊びの種類
感覚運動遊び	見たり聞いたり，触れたり，身体を動かす遊び	オルゴール，ガラガラ，大人の声かけに手足を動かす，イナイイナイバー，水遊び，砂遊び，歩く，走る，縄跳び
象徴的遊び	イメージを作り出したり，それを追求したり，表現する遊び	積み木をケーキに見立てる，目の前にないものや人を「見立て」と「ふり」で遊ぶ．テレビの変身ヒーローなどのごっこ遊び
集団的象徴的遊び	イメージを仲間と分かち合ったり，協同で作り出し，表現する遊び	おままごと，お店屋さんごっこ
ルールのある遊び	ルールを共有する連帯感に裏づけられた協同や競争の遊び	鬼ごっこ，かくれんぼ，かごめかごめ，はないちもんめ，カルタ，トランプ
競技型ゲーム	勝ち負け，成功や失敗，優劣を争い，そのために守るべきルールや拘束を設ける．公平な関係を保持してフェアプレーによる競争を楽しむ	ドッジボール，野球，サッカーなど

遊び

- 子どもにとって遊びは，朝の起床から夜の就寝までが遊びであり，すなわち，生活そのものであり，遊びを通して生活の基盤を獲得する．

（1）子どもにとっての遊びの意義とその重要性

- 身体機能や運動および体力，また，手先の巧緻性が発達する．
- さまざまな精神発達がもたらされる教育効果がある．
- 自由な感情表現ができ，情緒が発達する．
- 親や友人との遊びのなかで，自己に目覚め，自我意識をもつことができる．
- 親や友人との遊びのなかで，協調性や譲歩性および競争心が育ち，自己主張したり，助け合ったり，社会性が育つ．
- 遊びのなかで，創造や想像，判断，類推，比較などができ，知性が発達する．
- 遊びのなかで，善悪の判断や思いやり，正義感など，道徳性が発達する．
- 遊びのなかで，他者を容認し，他者とともに過ごす喜びや連帯感を感じることができる．
- 自由な雰囲気のなかで遊ぶことによって，現実の生活では満たされない願望を満たしたり，不安や怒りなどの抑圧された情緒を表出することによって，精神的に健康な生活を送る機会となる．

（2）小児の発達と遊びの発達

- 小児は，認知・言語・理解能力などが成長発達途上であるため，欲求や不安などを自由に自己表出できない．したがって，前述の遊びの意義と重要性か

図 3-4-14 ▶ 遊びの形の年齢別の頻数

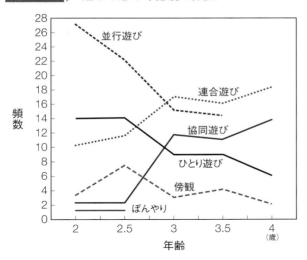

(Parten, M. Social participation among preschool children. Journal of
Abnormal and Social Psychology. 1932；27：243-69.)

図 3-4-15 ▶ 遊びの発達構造図

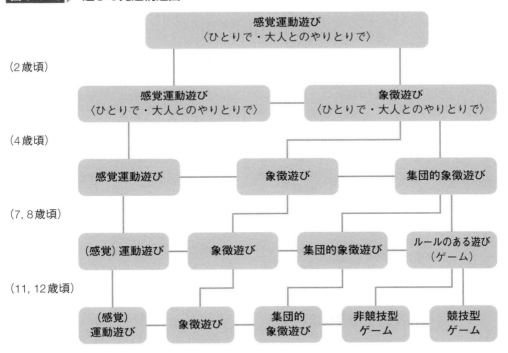

（清水美智子. 遊びの発達と教育的意義. 三宅和夫ほか編. 児童心理学ハンドブック. 東京：金子書房；1983.）

　ら，一人ひとりの子どもの発達状況に合わせた，遊びと環境が提供されるこ
とが望ましい.

遊びの分類とその発達

● 表 3-4-2，図 3-4-14，図 3-4-15 に示したように，遊びは，子どもの成

表3-4-3 ▶ おもちゃの与え方の年齢的基準

時期・年齢	おもちゃの種類とその例
寝ているころ （〜3か月）	眺める玩具……くす玉，風車，風船など 音を聞かせる玩具……ガラガラ，笛など 眺めて音を聞く玩具……風鈴など
這うまえ （3〜8か月）	運動を誘う玩具……ゆれる玩具，ゴムまりなど 動かして音を出す玩具……太鼓，ガラガラなど しゃぶる玩具……おしゃぶりなど
這い立ち歩く （9〜18か月）	呼吸で音を出す玩具……ラッパ，笛など たたいたり，握ったりして音を出す玩具……太鼓，ゴム製の人形・動物 組み立てる玩具……簡単な積木 全身運動を誘う玩具……車のついた大きい箱，引いて歩く玩具など
1〜3歳	全身運動を誘う玩具……すべり台，ブランコなど 動く玩具……木製の自動車，トラックなど 組み立てる玩具……積木，組み合わせの簡単なもの 絵本
3〜6歳	全身の構えと手足の運動を整える玩具……輪投げ，お手玉，ボール類 手足の細かな運動を整える玩具……切り絵，折り紙，はさみの類 模倣の遊戯の道具……ままごと道具，人形，電車ごっこの道具の類 組み立て玩具……積木，絵合わせ，粘土，砂場など 絵本

（山下俊郎．改訂幼児心理学．東京：朝倉書店；1955.）

長発達とともに構造的に分類され，年齢とともに特徴がある．

（3）玩具の選び方
- 安全性や成長発達を考慮した玩具の与え方と選び方が重要である．

①安全性
- ST（Safety Toy）マーク*6，安全基準に合格した玩具：遊びの分類とその発達によって，配慮しなければならない安全性が異なる．たとえば，なめる，口の中に入れるということが多い感覚運動遊びのときには，玩具の塗料として安全性の高い物や誤嚥して窒息を起こさない物などが配慮されなければならない*7．
- 選ぶ際の注意事項
  洗える，簡素，かわいい：美的，道徳的，衛生的立場からみて望ましい物．
  経済的：いく通りにでも使用できる物．

②成長発達を考慮した玩具
- 表3-4-3に示したように，子どもの成長発達を配慮した玩具がある．

（4）遊ばせ方
①遊びにかかわる大人の役割と重要性，その援助のポイント
- 遊びを強制しない，自発的に楽しめるように一緒に遊ぶ．
- 遊びの時間・場所・仲間を保証する．
- 失敗を責めない，時に認め，励まし，遊ぶ方法などのイメージを明確化させ，子どもが最後までやり遂げられるように支援する．

*6

*7
食べても無害のクレヨンなど．

- 遊びを触発する.
- 子どもの遊びを発展させる.

②屋外遊び

- 屋外の自然において時間を過ごすことは，気分転換となるとともに，外気温にさらされることによって皮膚の鍛錬となり，日光に当たるなどは成長発達過程の子どもにとって骨の発育によい影響を与える.
- 園庭:草・花壇の手入れ・水やり，ブランコ，すべり台，陣取り，ドッジボールなど.
- 園外:散歩，遠足.

③屋内遊び

- 本の読み聞かせ，紙芝居，ごっこ遊びなどの集団遊び，ブロック・積み木遊び，お絵かき，トランプ遊び，あやとり，粘土遊びなどがある.

④季節ごとの行事

- 1月:お餅つき，かるた取り，福笑い，羽子板
- 2月:節分「鬼は外，福は内」
- 3月:雛祭り(雛壇を保育所等に飾りつけ，折り紙などでお雛様の人形作り)
- 5月:こどもの日(端午の節句:園庭に鯉のぼりを飾り，クラスごとの発達段階によって，鯉のぼりを作成する)
- 6~8月:プール遊び
- 7月:七夕
- 8月:夏祭り
- 9月:収穫祭(野外活動)
- 10月:運動会，秋祭り，ハロウィン
- 12月:クリスマス会

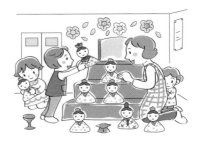

⑤お誕生日会

- 該当する月の誕生日の子どもをまとめて，15時のおやつにショートケーキなどを準備し，「HAPPY BIRTHDAY TO YOU」の歌に合わせて該当する園児一人ひとりの名前を歌ってお祝いする.

(5)ベビーカー，三輪車，自転車の乗りかた

①ベビーカー

- 種類は，A型，B型，バギーカーがある(図3-4-16)*8,9.
- 首がすわっていない5か月以前では，フラットなものが適している. 定頸後であれば，上半身を45度挙上できるものを使用できる.

②三輪車

- 三輪車は，3歳ごろに乗れるようになるが，ハンドルを握れ，ペダルにきちんと足底を乗せこげるようになるまでは，安全を確認しながらサポートしなければならない.
- 幼児が一人で完全に操作できるようになるまでは，幼児の両手や両足を定位置に乗せ，上半身を固定バンドに確実に固定し，介助者がポールを押して走

＊8
ストッパーでベビーカーを固定してから，乳幼児を乗せ固定バンドで確実に固定する.

＊9
季節によっては，掛物やメッシュカバーおよびサンシェードやフードなどにより，外気温を調節する. なお，夏季には蒸気も加わり路上30cmの高さが外気温より5℃以上高温となりやすく，脱水症や日射病に罹患しやすいので注意が必要である. この暑さ対策としてハイシートベビーカー(シートの高さが10cm程度高い位置にあるもの)が主流になりつつある.

図 3-4-16 ベビーカーの種類 *10

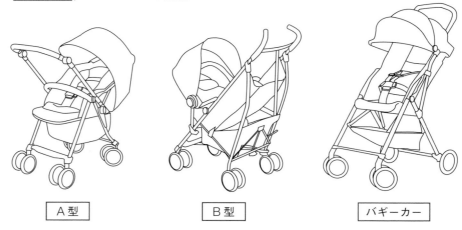

| A 型 | B 型 | バギーカー |

* 10
日本国内ベビーカーの安全基準は財団法人製品安全協会で定められていて，基準を満たしているベビーカーには SG マークが付けられている．「A 型」「B 型」の基準も SG 基準によって細かく定められている．

A 型：新生児を過ぎた首がすわらない乳児から最高 48 か月までの範囲で使え，安定感があり頑丈．

B 型：一人座りできる乳幼児から最高 48 か月までの範囲で使え，軽量でコンパクト．

らせる．

- 一般道路での走行は，右側に三輪車の子どもを走らせ，その左側の位置に介助者がくるようにする．

③子ども用自転車

- ハンドルを握って，サドルにきちんと腰をかけた状態で地に足が届くようになったら，補助輪をつけて，乗る練習をしてもよい．この場合，安全を確保できるように，介助者が必要である．
- 補助輪は，子どもの自転車をこぐ技術の上達ぶりをみて，安全な運転ができるようになったら，適切なときを見計らい外す．
- 補助輪を外した後の練習は，介助者が荷台を持ちながら行い，安全なバランスがとれた運転ができるようになったら，介助を徐々に止めていく．

（6）現代の子どもに必要な遊び

- 現代の子どもの遊びは，テレビ，携帯型ゲーム，テレビゲーム，カードゲーム，スマートフォンによる遊びが多くなっている．また，幼児期からの専門スポーツの習い事（サッカー，卓球，ゴルフ，水泳，スキー，スケートなど）が増える傾向にある．このような背景のもと，学童期までは骨格・筋肉をはじめとする身体全体の機能がバランスよく発達しなければならない．身体全体を使うバランスのよい運動ができるようにしたいものである．
- 昔懐かしい伝承遊び，おはじき，あやとり，あぶりだし，まりつき，石蹴り，メンコ，ベーゴマ，けん玉，竹トンボ，竹馬，陣取り，基地遊び，一輪車などは，子どもの創造性を育み，体力を養うなど大変成長の助けになる．

自己学習 **日常に必要な養護**

抱っこ・おんぶ

1. 抱っこの利点は（　　　　）を合わすコミュニケーションが図りやすく，子ども
   のちょっとした（　　　　）にも気づくことができる．欠点は保育者の（　　　　）
   がみえにくく，（　　　　）した際に子どもと一緒に（　　　　）を負ったりする．

2. おんぶの利点は保育者の（　　　　）の視界が広がり，安全面で（　　　　）が少な
   い．子どもと同じ（　　　　）の高さで同じ（　　　　）で物がみえる．欠点は子ど
   もの（　　　　）がみえないので，状態の（　　　　）に気づきにくい．

食事介助

3. 冷凍母乳の取り扱いでは，（　　　　）をし，（　　　　）に扱う．（　　　　）し，
   電子レンジなどで（　　　　）しない．一度解凍したものは（　　　　）しない．

4. 離乳の開始から完了までの調理形態の変化は，5〜6か月ではなめらかに（　　　
   ）状態にし，7〜8か月は，（　　　　）固さにする．9〜11か月には，（　　　
   ）固さとし，12か月から離乳の完了までは，（　　　　）固さとする．

5. 間食の例は，（　　　），（　　　），（　　　），（　　　），（　　　），（　　　），
   （　　　）などを組み合わせる．

衣服の着脱

6. おむつ交換時の注意点として，おしりを持ち上げ，（　　　　）に手を入れて（　　
   ）を持ち上げる．両足を持って腰を上げるのは，（　　　　）の原因にな
   るので行わない．（　　　　）のために一人ずつ（　　　　）を装着して行う．

排泄とトレーニング

7. 排泄行動自立への援助において注意する点は，トイレへの誘導を（　　　　）し
   たり，あまり長く座らせない．失敗したときにむやみに（　　　），（　　　　）
   ながら後始末をしない．大人用トイレを使用するときは，（　　　　）を使用し
   たり，（　　　　）を使用するなど，子どもが使いやすいようにするが，（　　　　）
   などに注意する．

就寝とその儀式

8. 日本の子どもたちの睡眠は，（　　　　）で（　　　　）が特徴的である．

9. 夜間の睡眠時間の不足では，必要以上の（　　　　），（　　　　）しやすい環境づ
   くりをすることが必要である．

10. 「入眠儀式」とは，睡眠の開始に一定のものや状況がないと眠れない状況であ
    り，乳児の（　　　　）割程度に起こっている．（　　　）や（　　　）を持つこと
    はもちろん，（　　　），（　　　），（　　　）などの眠る前に必ず行う生活習
    慣も含まれる．

遊び

11. 小児は，（　　　）・（　　　）・（　　　　）などが成長発達途上であるため，（　　　　）や（　　　　）などを自由に（　　　　）できない．したがって，遊びの意義と重要性から，一人ひとりの子どもの発達状況に合わせた，（　　　　）と（　　　　）が提供されることが望ましい．

12. 遊びにかかわる大人の役割と重要性，その援助のポイントは，（　　　），（　　　），（　　　），（　　　），（　　　）　である．

解答

[1] 目と目，変化，足元，転倒，けが
[2] 足元，危険，目線，方向，表情，変化
[3] 手洗い，清潔，自然解凍，加熱，再冷凍
[4] すりつぶした，舌でつぶせる，歯ぐきでつぶせる，歯ぐきで噛める
[5] 牛乳，ヨーグルト，焼き芋，干し柿，果汁野菜ジュース，おにぎり，小魚
[6] おしりの下，腰，股関節脱臼，感染予防，使い捨て手袋
[7] 強要，叱ったり，愚痴をこぼし，子ども用便座，足台，転倒
[8] 夜ふかし，朝寝坊
[9] 昼寝を避け，夜間の睡眠を導入
[10] 6，ぬいぐるみ，お気に入りの物，歯磨き，着替え，翌日の準備
[11] 認知，言語，理解能力，欲求，不安，自己表出，遊び，環境
[12] 遊びを強制しない，遊びの時間・場所・仲間の保証，失敗を責めない，遊びの触発，子どもの遊びの発展

4章

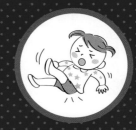

子どもの事故と
その予防

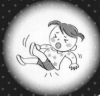

学習のポイント

1. 子どもの年齢と事故死の特徴について知る.
2. 子どもの発達の特徴と起こりやすい事故との関係を知る.

不慮の事故死の原因

(1)子どもの死因における事故死の現状

- 年齢階級別に死因をみると, 年齢別に死因が異なる様相を示している. 不慮の事故による死亡は, 乳児(0歳)では,「先天奇形, 変形および染色体異常」「周産期に特異的な呼吸障害および心血管障害」などの疾患に次いで第5位であるが, 1歳以降では件数が増える. 幼児期に死亡する子どもたちの約1割の死因が不慮の事故であり, 子どもの行動範囲の広がりとともに思いがけない事故が増加している(表4-1-1).

- 不慮の事故の種類別割合をみると, 乳児では窒息が最も多く, 家庭内が発生場所となり, 幼児になると交通事故も増加し, 家庭外での発生が多くなってくる. 子どもの生活環境の整備と保育所など集団における安全管理・安全教育が大切である(図4-1-1).

- 「健やか親子21」(2001年〜)[1]では, 子どもの事故死亡率を半減することを目標とし, 達成した.

子どもが事故を起こしやすい特性

(1)身体の発達と事故

- 子どもの事故は, その発生場所の屋内外を問わず, 子ども特有の身体的特徴や精神発達の特徴との関係を認める. 子どもの成長発達の特徴を捉え, 状況に合わせて物理的な環境や人的環境を整えることが必要である.

なぜ子どもは事故を起こしやすいのか?

- 身体に占める頭部の割合が大きいため, バランスが不安定で転倒しやすい.
- 運動機能の発達途上であり, 行動が未熟なため, 危険を回避する行動をとることが困難なことがある.
- 精神発達も途上であり, 好奇心が強く, 判断力が未熟なため, 周囲の状況によらず行動をとってしまうことがある. また, そのときに危険を感じることができなかったり, 危険を感じても適切な行動がとれない.

* 1
母子の健康水準を向上させるためのさまざまな取組をみんなで推進する国民運動計画. 2015年からは第二次計画が始まっている.
(厚生労働省)

表 4-1-1 ▶ 年齢階級別死因順位（2020）

	1位	2位	3位	4位	5位
0歳	先天奇形・変形および染色体異常	周産期に特異的な呼吸障害等	SIDS	胎児および新生児の出血性障害等	不慮の事故
1〜4歳	先天奇形・変形および染色体異常	悪性新生物	不慮の事故	心疾患	インフルエンザ
5〜9歳	悪性新生物	不慮の事故	先天奇形・変形および染色体異常	心疾患	インフルエンザ
10〜14歳	自殺	悪性新生物	不慮の事故	心疾患	先天奇形・変形および染色体異常

（厚生労働統計協会. 国民衛生の動向 2021/2022.）

図 4-1-1 ▶ 年齢階級別にみた不慮の事故による死亡の状況（2019）

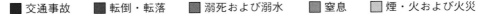
■ 交通事故　■ 転倒・転落　■ 溺死および溺水　■ 窒息　■ 煙・火および火災

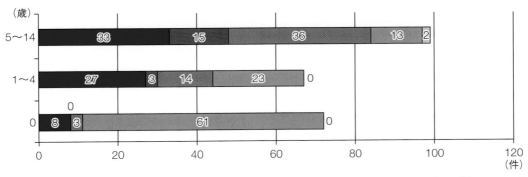

（参考：厚生労働統計協会. 国民衛生の動向 2021/2022.）

（2）生活様式と事故の発生状況

- 諸外国の誤嚥事故は 1〜3 歳に多いのに対し，日本では 1 歳未満の乳児に多発していることが特徴である．これは，日本の住環境の特徴によるもので，近年ではライフスタイルの変化に伴い，フローリングなどの洋間が多くなったが，古くは，和室を居室とすることが主流であったことに由来している．和室では，机と椅子の生活よりも低い座卓を用いることが多く，座卓の上にはいろいろなものが無造作に置かれていること，畳や床の上に直接座るライフスタイルのため，畳や床にも物が置かれていることなどの理由から，はいはいやつかまり立ちができるようになり，行動半径が広がると，興味をもったものに近づき，触る・口に入れるなどして誤嚥の危険が高まることが考えられる．

- 日本スポーツ振興センターの 2019 年度死亡見舞金給付状況をみると，幼稚園・幼保連携型認定こども園は 0 件，保育所は 2 件であり，死因は頭部外傷と内臓損傷であった．参考までに小学校では，突然死 9 件，窒息死（溺死以外）2 件の合計 11 件であった．なお，死亡は件数が少ないため，毎年異なる傾向を示す．

図 4-1-2 ▶ **負傷における種類別発生割合**

■ 骨折　■ 捻挫　■ 脱臼　■ 挫傷・打撲　■ 挫創　□ その他

令和 2 年度

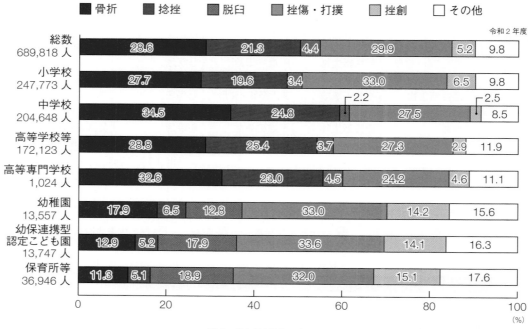

	骨折	捻挫	脱臼	挫傷・打撲	挫創	その他
総数 689,818 人	28.6	21.3	4.4	29.9	5.2	9.8
小学校 247,773 人	27.7	19.6	3.4	33.0	6.5	9.8
中学校 204,648 人	34.5	24.8	2.2	27.5	2.5	8.5
高等学校等 172,123 人	28.8	25.4	3.7	27.3	2.9	11.9
高等専門学校 1,024 人	32.6	23.0	4.5	24.2	4.6	11.1
幼稚園 13,557 人	17.9	6.5	12.8	33.0	14.2	15.6
幼保連携型認定こども園 13,747 人	12.9	5.2	17.9	33.6	14.1	16.3
保育所等 36,946 人	11.3	5.1	18.9	32.0	15.1	17.6

（参考：独立行政法人 日本スポーツ振興センター. 学校管理下の災害［令和 3 年版］）

（3）学校管理下の事故の実態

- **学校管理下の災害の特徴では，保育所でも幼稚園でも挫傷・打撲が最も多く，小学校も同様の傾向を示している**．保育所や幼稚園では，小学校以上に比べて骨折が少なく，挫創や脱臼が多いことが特徴である（図 4-1-2）．
- 負傷・疾病の発生を部位別にみると，保育所や幼稚園では，半数が顔部であり，子どもの成長・発達と一致した特徴を示す（図 4-1-3）．

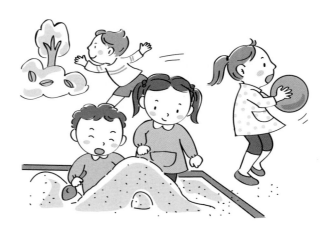

図 4-1-3 ▶ **負傷・疾病における部位別発生割合**

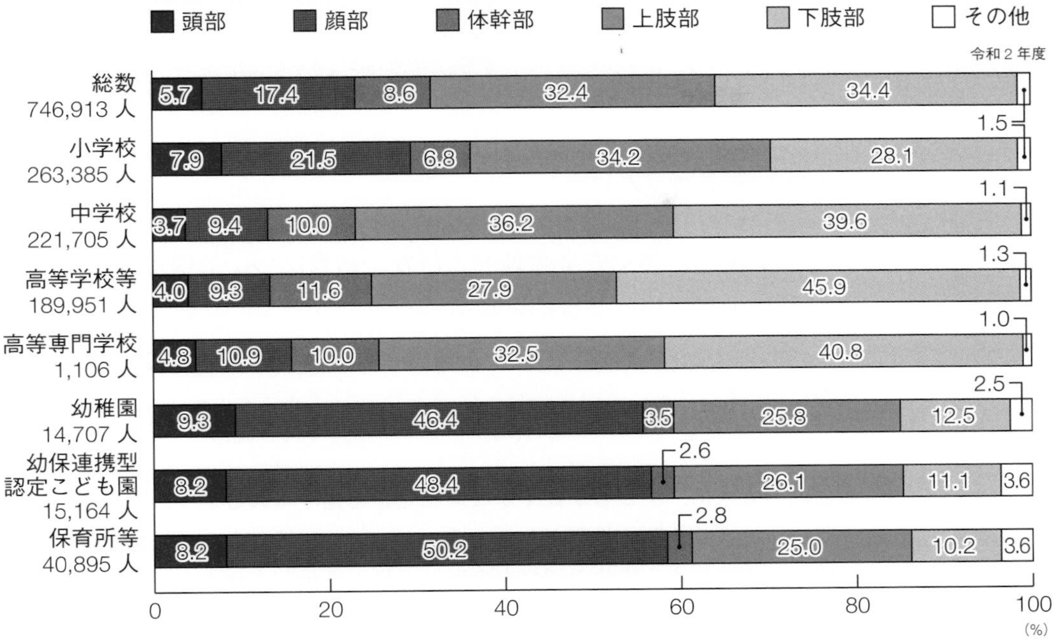

■頭部　■顔部　■体幹部　■上肢部　□下肢部　□その他

令和2年度

	頭部	顔部	体幹部	上肢部	下肢部	その他
総数 746,913人	5.7	17.4	8.6	32.4	34.4	1.5
小学校 263,385人	7.9	21.5	6.8	34.2	28.1	1.1
中学校 221,705人	3.7	9.4	10.0	36.2	39.6	1.3
高等学校等 189,951人	4.0	9.3	11.6	27.9	45.9	1.0
高等専門学校 1,106人	4.8	10.9	10.0	32.5	40.8	2.5
幼稚園 14,707人	9.3	46.4	3.5	25.8	12.5	2.6
幼保連携型認定こども園 15,164人	8.2	48.4	2.6	26.1	11.1	3.6
保育所等 40,895人	8.2	50.2	2.8	25.0	10.2	3.6

(参考：独立行政法人 日本スポーツ振興センター. 学校管理下の災害［令和3年版］)

自己学習 ▶ **子どもの事故の特徴**

1. 不慮の事故による死亡の死因順位を年齢階級別にみると，乳児(0歳)では（　　　），幼児(1〜4歳)では（　　　），学童期(5〜9歳)では（　　　）である.

2. 子どもが事故を起こしやすい特性として，①身体に占める（　　　）の割合が大きく，バランスが（　　　）で（　　　）しやすいこと，②行動が未熟なため危険を（　　　）する行動をとることが（　　　）なこと，③（　　　）が強くまた（　　　）が未熟なため，周囲の状況によらず行動をとってしまうことがある.

3. 諸外国の誤嚥事故は（　　　）歳に多いのに対し，日本では（　　　）の乳児に多発している.

4. 学校管理下の災害の特徴では，保育所でも幼稚園でも（　　　）・（　　　）が最も多い.

解答

[1] 第5位，第3位，第2位
[2] 頭部，不安定，転倒，回避，困難，好奇心，判断力
[3] 1〜3, 1歳未満
[4] 挫傷，打撲

2 事故やけがの理解と応急処置

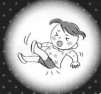

Check
シール

学習のポイント

1. 事故を未然に防ぐ安全管理および安全教育について保育士・幼稚園教諭に求められる役割を知る.
2. 保育活動を通して起こりうる事故と事故発生時の対応, 応急処置を知る.

- 周囲の大人は, 子どもが健やかな成長発達を遂げられるよう, 子どもに起こりやすい事故を防ぐ役割がある. そのためには, 子どもの成長発達と密接に関連して発生する事故の態様を理解し, 日々成長し変化する子どもの先を見越した安全への取り組みが求められる.
- 周囲の大人のなかでも保育士・幼稚園教諭には, 日々の子どもとのかかわりを通して, 子どもに必要な安全教育を成長発達に見合った方法で実施し, 子どもが自らの安全を守ることができるよう安全教育する役割をもつ.
- 事故の多くは家庭内で起こる. 保育所・幼稚園は保護者への子育てに関する情報発信の場所であることから, 保育士・幼稚園教諭は保護者への安全教育についても適宜実施していく必要がある.

保育所・幼稚園で発生する事故やけが

- 田中らの調査[*1]によると, 保育所・幼稚園で起きる事故の約8割は園内で発生している. 場所は年長児クラスほど園庭での発生頻度が高く, 年少クラスほど園舎内での発生頻度が高い. 園舎, 園庭で発生する危険を図4-2-1に示す. 保育士・幼稚園教諭は, 子どもたちの成長発達の段階から事故を予測し, 過ごす環境のなかに事故につながる危険がないか十分に分析して配慮することが求められる.
- さらに, 事故は発生しやすい時期があることも理解しておく必要がある. 月別では5〜7月の子どもが慣らし保育から通常の保育に移行する時期, 曜日別では勤務上の疲労が出やすい休前日となる金曜日, 時間帯では保育士・幼稚園教諭の目が子どもに行き届きにくくなる午前10〜11時台と午後4〜5時台の自由遊びとなる時間帯に発生しやすい. この特徴に配慮し, 保育士・幼稚園教諭の勤務体制の工夫などを行い, 子どもたちの安全を守る必要がある.
- また, 日常の保育活動において, 自然災害(地震・火災), 感染症, 食中毒, 交通事故などの命を脅かす危機が常に潜んでいることを念頭に置く必要がある.
- 保育所・幼稚園での事故発生頻度は家庭に比べて低いものの, 死亡に至る事故が発生している. 保育所・幼稚園はこの事実を重く受け止め, 保育所・幼稚園が子どもにとって安心して過ごすことができる場となるように, 職員全

*1
田中哲郎.
保育園における事故防止と危機管理マニュアル. 東京:日本小児医事出版社;2004.

図 4-2-1 ▶ 園舎・園庭での事故

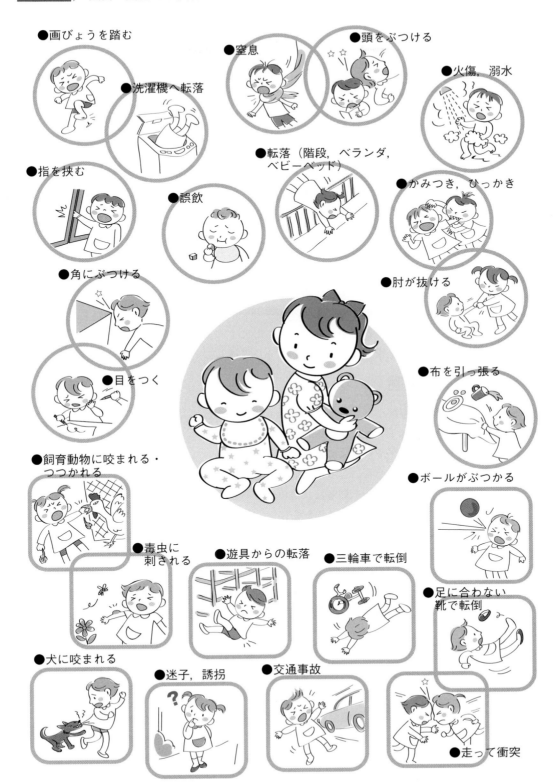

●画びょうを踏む

●洗濯機へ転落

●窒息

●頭をぶつける

●火傷，溺水

●指を挟む

●誤飲

●転落（階段，ベランダ，ベビーベッド）

●かみつき，ひっかき

●角にぶつける

●肘が抜ける

●目をつく

●布を引っ張る

●飼育動物に咬まれる・つつかれる

●ボールがぶつかる

●毒虫に刺される

●遊具からの転落

●三輪車で転倒

●足に合わない靴で転倒

●犬に咬まれる

●迷子，誘拐

●交通事故

●走って衝突

員が安全についての意識や知識を高めるための安全教育や施設全体の安全管理について対策を講じる必要がある.

- 事故予防の方法として，保育所・幼稚園が子どもにとって安全な環境であるかを常に確認するために，日々の保育活動のなかに施設の安全点検を位置づけること，危険がある場合には早急に対処するとともに，危険箇所を職員全体へ連絡・報告することで，安全管理の資料として活用していくことが有効である.
- 万が一，事故や危機が発生したときには，子どもの不安や恐怖を最小限にし，迅速に対応できるよう，十分な体制づくりをしPTSD（心的外傷後ストレス障害）の予防と対処を行う必要がある.
- 子どもの事故の多くは家庭内で発生する. 家庭での事故防止の取り組みとして，行政機関は保護者に対して母子健康手帳や乳幼児健康診査を利用した安全教育を行っている.
- 保護者が得た知識を実践に結びつけるためには，日々育つ子どもの状況に即した実践的なアドバイスの機会が必要であり，保護者に接する機会の多い保育所・幼稚園の果たす役割は大きい.
- 保育士・幼稚園教諭が個々の子どもの状況を十分に把握し，適宜，保護者に向けて安全教育を行っていくことにより，保護者が子どもを危険から守っていく力を十分に発揮できるように支援していかなければならない.

応急処置

- 子どもは小さな事故であっても，けがなどによる受傷部位の身体的な痛みだけでなく，起こった事態に対してびっくりして大泣きするなど，精神的ショックや不安による心の痛みも抱える.
- 事故は子どもにとっては危機的な出来事である. 周囲の大人には，子どもの置かれた状況を理解し，当事者である子どもの身体と心への迅速で的確な対応が求められる. そのためには，日頃から応急処置について知識と技術を身につけ，保育士・幼稚園教諭も取り乱すことなく落ち着いて対処できるようにしておくことが必要である.

（1）傷：すり傷（擦過傷），切り傷（切創），刺し傷（刺傷），噛み傷（咬傷：動物や爬虫類に関するものは除く）

- 転倒，子ども同士のトラブルに付随して発生する頻度が高い.
- 手当として大切なことは，止血，疼痛緩和，細菌感染の予防である.
- 手当をする者は，流水や手指消毒剤などを用いて手指の清潔を心掛けることで傷口への細菌感染を予防する措置を行うと同時に，受傷した子どもの血液などの体液に直接触れないなど，自分が感染することがないように身の安全を確保することを基本とする.
- 傷口は流水で十分に洗い流す.
- 出血部は，清潔なガーゼやタオルで覆い，その上を圧迫する（直接圧迫法）.
- 直接圧迫法で効果がないときは，受傷部位よりも心臓に近い部分をしばる（間接圧迫法）.

▶ PTSD【参照：第8章−2. 災害に備えて p.199】

● 出血や痛みの緩和のためには**冷罨法**を施すとよい.

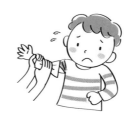

> すり傷(擦過傷),切り傷(切創),
> 刺し傷(刺傷)
> ・手当の前に手洗いをしてから,
> 　傷口をきれいに水で洗い流す
> ・出血部は清潔な指,ガーゼ,タ
> 　オルなどで圧迫して止血する

用語解説

冷罨法

氷や冷水で身体の一部を冷やすことで,消炎,鎮痛,止血,体温下降,爽快感を得るなどの目的で行う.体温下降の目的で実施する場合には,脇や足のつけねなど太い動脈がある部位を冷やすと効果が得られやすい.

(2)骨折・打撲・捻挫

● 骨折とは,外力により骨が折れる完全骨折,骨にひびが入る不完全骨折のことをいう.骨折部位には痛み,腫れ,変形,皮下出血がみられる.

● 骨折部位により皮膚に傷ができ骨がみえる状態を開放骨折[*2],それ以外を皮下骨折という.

● 骨折が疑われた場合は直ちに,骨折部位にRICE(Rest[安静],Ice[冷却],Compression[圧迫],Elevation[高挙])を行い,雑誌や段ボールなどを利用した副子などで関節を固定し,整形外科を受診する.開放骨折の場合は,傷をガーゼで覆い処置を行うが,変形が大きい場合や出血がひどい場合は,直ちに救急車を呼ぶ.

● 打撲および捻挫の手当もRICEを行う.

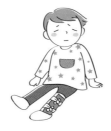

> 骨折,脱臼,捻挫
> ・骨折や脱臼では患部を安静にして副子で固定する
> ・捻挫は患部を冷やして安静にする

*2
開放骨折とは,強い衝撃により骨折し,皮膚や筋肉,血管などにまで損傷を与え,外部に飛び出しているもの.

(3)歯の外傷

● 歯の外傷は,1〜2歳児では転倒,3歳児以上は衝突により起こりやすい.

● 前歯の脱臼(ぐらぐらする,位置がずれる,抜ける)が多い.

● 手当をする者は,流水や手指消毒剤などを用いて手指の清潔を確保するとともに,受傷した子どもの血液などの体液に直接触れないことなど,身の安全を確保することを基本とする.

● 口腔内の出血部位はガーゼで覆い,手を用いて直接圧迫するか,子どもにガーゼを噛ませて出血部位を圧迫する.

● 永久歯が抜けた場合,歯の保存状態がよく,抜けてから1時間以内であれば,再植が可能である.この場合,抜けた歯は,牛乳,唾液,生理的食塩水に保存して歯科医を受診する[*3].

> 歯の外傷
> ・傷口の消毒と圧迫止血をする
> ・抜けた永久歯は牛乳に浸してすぐに歯科へ!

*3
抜けた歯をアルコールや流水で洗ってはいけない.

（4）鼻出血

- 鼻をいじったり，打撲による鼻出血が多い．
- **応急処置として，子どもを前かがみにさせ[*4]，鼻の付け根を指でつまむようにして圧迫する．**
  首の後ろを叩くと止血しやすいというのは迷信である．
- 15分程度圧迫しても止血しない場合は，耳鼻科を受診する．

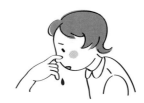

鼻出血
- 上体を起こして，鼻の下部を指でつまみ，鼻の奥に向かって10分位圧迫する

（5）頭部外傷

- コブができた場合は，冷たい濡れタオルをあてて冷やす．
- 出血している場合は，傷の手当と同様に行う．
- **意識障害[*5]，けいれん[*6]，嘔吐がみられる場合は，救急車を呼ぶ．**
  呼吸が止まったり，不規則で弱い場合は，人工呼吸を行いながら救急車を待つ．
- 受傷時に大声で泣き，その後は機嫌よく普段と変わらないようであれば心配はいらないが，顔色や食欲等については24〜48時間様子をみる．様子がおかしいようであれば脳神経外科を受診する．

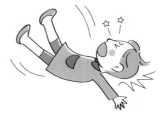

頭部外傷（頭を打った）
- 意識障害，けいれん，繰り返し吐く場合は救急受診を！

（6）熱中症

- 直射日光の当たる屋外や，屋内外を問わず高温多湿の場所で遊んでいた子どもが急にぐったりとして元気がない場合には熱中症を疑う．
- **熱中症は日射病と熱射病に分けられる．**
- **日射病**は，脱水による循環不全を起こした状態で，顔色が蒼白となり，冷や汗が出るといった症状がみられる．体温の上昇はない．
- **熱射病**は，身体に熱がこもった結果，体温を調節する機能が破綻し，体温が40℃程度に上昇した状態である．皮膚は紅潮し，汗をかいていないといった

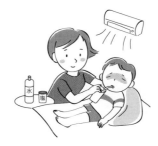

熱中症
- 涼しい所で安静にして水分と塩分を補給する

症状がみられる．手当が遅れると臓器障害を起こし死亡するため，早急な手当と病院への救急車による搬送が必要である．

- 木陰などの涼しい場所に移して，上半身をやや高めにして仰向けで寝かせる．
- 薄い食塩水（500 mL の水に食塩 5 g を加えたもの），またはイオン飲料で水分と塩分を補給する．
- 熱射病の場合は脇や足のつけねに冷罨法を行い，体温を下げる．または，薄着にして皮膚を露出し，うちわ等であおぐことで体温を下げる．霧吹きや口に含ませた水を皮膚に吹きかけ気化熱を利用しながらあおぐとより効果が出る．意識がもうろうとしている場合は救急車を呼び，この手当をしながら到着を待つ．

（7）熱傷（やけど）

- 家庭内の事故として多い．
- 体表の 10%以上[7] の熱傷は命の危険があるため入院が必要である．
- 熱傷は深さにより症状が変わる．その日のうちに皮膚科または形成外科を受診し，1 週間程度経過観察をする必要がある．
- 患部は直ちに流水やシャワーで痛みがなくなるまで冷やす[8]．

  ※顔などの冷やしにくい場所は濡れタオルを頻回に交換しながらあてて冷やす．
  ※服の上から熱湯などをかぶった場合は服を着たまま冷やし，救急車を呼ぶ．

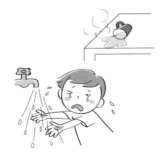

熱傷（やけど）
- 流水で痛みがなくなるまで患部を冷やす

*7
10%は子どもの手のひらを 1%，腕や足 1 本が 10%として計算する．

*8
乳幼児は冷やすことにより体温が下がりやすいので注意が必要である．身ぶるいが始まったら冷やすのをやめて，毛布などで身体を温める．

（8）虫刺され（蚊，蜂，毛虫など）

- 子どもの皮膚は弱く，刺された部位は腫れて痛みを伴う．スズメバチ等の場合は死に至る場合があるため至急，病院（小児科，皮膚科）を受診する．
- 蜂の針には毒嚢があるため，皮膚に刺さったままの針は抜く．この際，残っている針の皮膚側の部分をピンセットでつまみ抜く（毒が身体に入らないようにするため）．針を抜いた後は，刺された場所から毒を絞り出すようにして流水で洗う．
- 毛虫に触れた部位の皮膚はこすらない．セロハンテープなどを貼り毒針を抜くか，流水を強く当てて毒針を洗い流す．
- 患部には，ステロイド軟膏を塗り，冷やす．

（9）目，耳，鼻の異物

①目の異物

- 目に異物が入った場合，手でこすらない．

- 小さなゴミの場合は，静かに目をつぶらせ，目頭を軽く押さえさせると出てくる涙と一緒に流れ出る．
- 異物が取れない場合は，洗面器やコップに水を張り，目を浸して数回瞬きを試みる．
- 異物が取れない場合や，目の痛みが激しい場合は，眼科を受診する．

②耳や鼻の異物

- 虫が入った場合は，部屋を暗くして，耳に懐中電灯を照らす．
- 鼻に豆などの異物が入った場合は，片方の鼻を押さえて強く鼻をかむ．
- 異物が取れない場合は，耳鼻科を受診する．

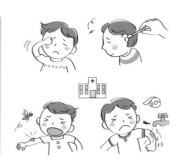

目，耳・鼻の異物，虫刺され（虫刺症）

- 目の異物は汚れた手でこすらない
- 耳の虫は懐中電灯やオリーブ油で取り出す
- スズメバチやクマバチに刺されたら至急病院へ！
- 毒蛾や毛虫にはセロハンテープか流水で手当を

(10)咽頭異物(窒息)

- 玩具，ビニール袋，飴，ゼリーなどにより気道がふさがれ激しい咳込みや呼吸困難がみられる．
- 乳児には**背部叩打法**，年長児には**ハイムリッヒ法**を早急に行い，救急車を呼ぶ[*9]．

①【乳児】背部叩打法

- 自分の手で児の頭と首を固定し，前腕にまたがせる．頭が下向きになるように支えて，背中の真ん中を平手で4〜5回叩く．

②【年少児】背部叩打法

- 立膝の体勢をとり，うつ伏せにした児のみぞおちを大腿で圧迫するようにする．頭が下向きになるように支えて，背中の真ん中を平手で4〜5回叩く．

③【年長児】ハイムリッヒ法

- 児を後ろから抱きかかえ，児の胃のあたりに握りこぶしを当て，上のほうに素早く数回押し上げ圧迫する．

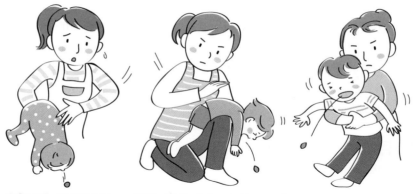

①【乳児】背部叩打法　　②【年少児】背部叩打法　　③【年長児】ハイムリッヒ法

*9
口の中に指を突っ込んで取り出すことはしてはいけない．

図 4-2-2 ▶ 誤飲での応急手当のまとめ

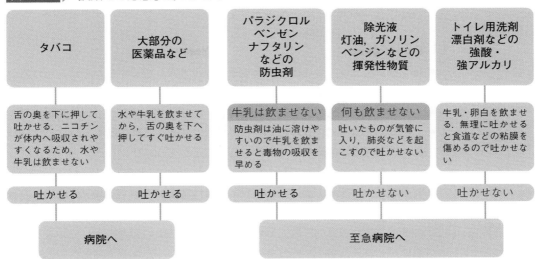

タバコ	大部分の医薬品など	パラジクロルベンゼンナフタリンなどの防虫剤	除光液灯油，ガソリンベンジンなどの揮発性物質	トイレ用洗剤漂白剤などの強酸・強アルカリ
舌の奥を下に押して吐かせる．ニコチンが体内へ吸収されやすくなるため，水や牛乳は飲ませない	水や牛乳を飲ませてから，舌の奥を下へ押してすぐ吐かせる	牛乳は飲ませない防虫剤は油に溶けやすいので牛乳を飲ませると毒物の吸収を早める	何も飲ませない吐いたものが気管に入り，肺炎などを起こすので吐かせない	牛乳・卵白を飲ませる．無理に吐かせると食道などの粘膜を傷めるので吐かせない
吐かせる	吐かせる	吐かせる	吐かせない	吐かせない
病院へ		至急病院へ		

(11)誤飲（図 4-2-2）

- 誤飲に気づいたら，原則，すぐに吐かせるが，次の場合は吐かせてはいけない．
  - ①意識障害がある
  - ②けいれんを起こしている
  - ③灯油や揮発性の物質の誤飲
  - ④強酸や強アルカリの物質の誤飲
  - ⑤血を吐いた
  - ⑥とがったものの誤飲
- 対処に迷う場合は中毒 110 番（日本中毒情報センター）に電話し指示を仰ぐ．

(12)プールでの事故（溺水）

- 溺水した子どもを発見したら，直ちに水から引き上げ，救急蘇生（一次救命処置：気道確保，人工呼吸，心臓マッサージ）を開始する．救急蘇生の詳細は次項(13)を参照する．救急蘇生は事前に研修を受けておく．
- 原則，溺れていた時間の長短に関わらず 119 番通報をする．119 番通報に上司の許可は必要ない．119 番通報時には，「いつ，どこで，誰が，何を，どうした」「今，〜な状態である」と事故の状況について伝える．119 番通報を処理するセンターから確認の電話がくる場合があるので，通報後しばらくは連絡した電話の電源を切らない．
- プール期間中は AED をプール付近に置き，職員で保管場所を共有する．
- 溺水の場合，咽頭の痙攣により気道や肺にはほとんど水が入っていないため，無理に水を吐かせようとしてはいけない．水を吐かせようと腹部を圧迫すると，胃の内容物の嘔吐による気道閉塞（窒息）の危険がある．
- 救急隊に引き継ぐまで，救急蘇生（一次救命処置）を行う．
- 病院で事故現場の状況を説明できるよう，現場で子どもの様子を最もよく見ていた職員が救急車に同乗する．また，病院で保護者と対応する役割や病院

中毒 110 番
（日本中毒情報センター）

つくば中毒 110 番，電話 029-852-9999（情報提供料：無料．365 日9〜21 時対応）．

大阪中毒 110 番，電話 072-727-2499（情報提供料：無料．365 日 24 時間対応）．

たばこ誤飲事故専用電話，072-726-9922（情報提供料：無料，365 日 24 時間対応，自動音声による情報提供）．

参考文献

山中龍宏，寺町東子，栗並えみ，掛札逸美．保育現場の「深刻事故」対応ハンドブック：東京；ぎょうせい．2014.

で得た情報を関係者に報告する役割を担うために，事故当時に園内に居た最高責任者は別の車で救急車に同行する．

(13)救急蘇生

- 救急蘇生法とは，生死にかかわる重篤な患者の救命をするために行われる手当，処置，治療であり，心肺蘇生法，止血法が含まれる．
- 一次救命処置（**BLS**）として，気道確保，人工呼吸，心臓マッサージがある．
- 二次救命処置（**ACLS**）として，各種医療器具や救急医薬品を用いて，気道確保，人工呼吸，心臓マッサージを行うことをいう．
- 子どもの救急蘇生法を実施する場合，身体の構造・生理的特徴から出生直後，新生児（生後28日未満），乳児（1歳未満），1歳以上8歳未満，8歳以上の各時期によって，救命処置の手技や留意点が異なる．なお，対象児が8歳以上の子どもに対しては，成人と同じ心肺蘇生法でよいと考えられているが，対象児が8歳以上であってもその身長・体重といった体型を考慮して方法を選択する必要がある．

①心肺蘇生法（一次救急処置）

- 心肺蘇生法とは，救急患者が意識障害，呼吸停止，心停止，もしくはこれに近い状態になったとき，呼吸および循環を補助し，救命するために行われる処置・治療である．
- 子どもの場合は呼吸不全による低酸素症が進展して心停止に至るパターンが多く，心筋梗塞をはじめとする循環器疾患によって心肺停止が生じる成人とは異なる．
- 子どもの場合，呼吸予備力が少ないことを考慮した援助として，病院や施設外で救急蘇生法を行う場合，まず心肺蘇生法を行ってから119番に通報するのが原則である．

ⅰ）準備するもの

- タオル，フェイスシールド，蘇生板のような硬いボード．

ⅱ）実施方法

意識状態の観察

- 乳児は足底，1歳以上では肩の鎖骨付近を強く叩き，同時に名前（愛称がよい）を呼びかけ，刺激による反応をみる．

意識レベルの評価

- 意識の有無は，心肺蘇生法を行うか行わないかを決める重要な指標である．意識レベルの評価にはジャパンコーマスケール（3-3-9度方式）が使用されるが，子どもの場合にはその認知や応答能力に発達上の問題があり，子どもの発達段階に応じた評価基準を用いることが大切である（表4-2-1）．

大声で助けを呼ぶ

- 「誰か来てください」というより，「そこの赤いTシャツと紺のズボンを着た方，お願いします，来てください」のように具体的に，大きな声で働きかける．

気道確保

- 子どもは幼若であるほど口腔内における舌の占める割合が大きく，気道が閉塞しやすいため，まず頭部後屈顎先挙上法で気道開通体位（図4-2-3）をと

BLS
Basic Life Support

ACLS
Advanced Cardio-vascular Life Support

用語解説

ジャパンコーマスケール（3-3-9度方式）
意識障害の評価方法の代表的なものとして，3-3-9度方式（ジャパンコーマスケール；JCS）とグラスゴーコーマスケール（GCS）の2つが挙げられる．刺激を加えたときに，どの程度反応したり覚醒したりするかを調べる方法である．

乳幼児用ジャパンコーマスケール（3-3-9度方式）
子どもは，言語発達，認識発達の途上であるため，意識状態の観察のために，その特徴を活かしてレベルチェック方法（表4-2-1）が開発されている．

表 4-2-1 ▶ 乳幼児の意識レベルチェックとジャパンコーマスケール（3-3-9 度方式）の比較

乳児の意識レベルチェック	3-3-9 度分類
Ⅰ 刺激しないでも覚醒している状態 　0. 正常 　1. あやすと笑う．ただし不十分で，声を出して笑わない 　2. あやしても笑わないが視線は合う 　3. 母親と視線が合わない	Ⅰ 刺激しないでも覚醒している状態（1 桁で表現） 　1. だいたい意識清明だが，今ひとつはっきりしない 　2. 見当識障害がある 　3. 自分の名前，生年月日が言えない
Ⅱ 刺激すると覚醒する状態：刺激をやめると眠り込む（2 桁で表現） 　10. 飲み物を見せると飲もうとする．あるいは乳首を見せれば欲しがって吸う 　20. 呼びかけると開眼して目を向ける 　30. 呼びかけを繰り返すと，辛うじて開眼する	Ⅱ 刺激すると覚醒する状態：刺激をやめると眠り込む（2 桁で表現） 　10. 普通の呼びかけで容易に開眼する（合目的な運動，例えば，「右手を握れ，離せ」をするし言葉も出るが，間違いが多い） 　20. 大きな声または体をゆさぶることにより開眼する（簡単な命令に応ずる．例えば握手） 　30. 痛み刺激を加えつつ呼びかけを繰り返すと，辛うじて開眼する
Ⅲ 刺激をしても覚醒しない状態（3 桁で表現） 100. 痛み刺激に対し，払いのけるような動作をする 200. 痛み刺激で少し手足を動かしたり，顔をしかめる 300. 痛み刺激に反応しない	Ⅲ 刺激をしても覚醒しない状態（3 桁で表現） 100. 痛み刺激に対し，払いのけるような動作をする 200. 痛み刺激で少し手足を動かしたり，顔をしかめる 300. 痛み刺激に反応しない

R：restlessness（不穏状態）
I：incontinence（失禁）
A：akinetic mutism（無動性無言症）apallic state（失外套症候群）

例：100-I，100-RI

（小暮貴代ほか．意識障害．小児看護 2005：28（3）：288.）

図 4-2-3 ▶ 頭部後屈顎先挙上法

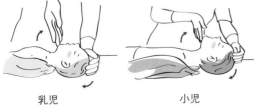

乳児　　　　　小児

図 4-2-4 ▶ 下顎挙上法

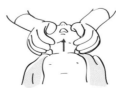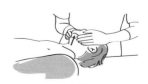

乳児　　　　　小児

図 4-2-5 ▶ 呼吸の観察

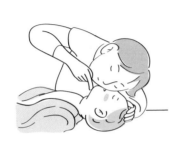

図 4-2-6 ▶ 循環（脈拍）の観察

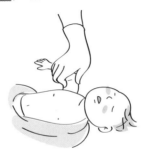

らせる.

- 頭部頸部損傷がある場合や，6 歳前後でアデノイド肥大による鼻腔狭窄がある場合，下顎挙上法で気道開通体位（図 4-2-4）をとる.
- 気道確保維持のために，肩の下に丸めたバスタオルを挿入して軽度の頸部後

屈の保持を行う.

呼吸状態の観察（図4-2-5）

- 呼吸の有無は，次の3点によって10秒以内に評価する.

    みて：胸郭が呼吸によって動いているか.

    聴いて：口や鼻に救助者の耳を近づけ，呼吸音が聴こえるか.

    感じて：頬に呼吸の気流や温度を感じるか.

呼吸状態の評価とその対処

- 呼吸がある場合，気道の確保を続け，必要に応じて酸素投与を行う.
- 胸郭の動きが不十分か弱い，異常呼吸音が聴こえる場合は，舌根沈下や異物による気道閉塞が考えられるので，舌下挙上法による異物除去や，必要に応じた適切な処置を行う.
- 気道が不完全に閉塞している場合，咳嗽や喘鳴とともに，呼気時に鎖骨上窩が陥凹し，気管が胸腔内に牽引される.
- あえぎ呼吸（死戦期呼吸）は正常な呼吸とはいえず，呼吸がない場合と同様，人工呼吸の対象となる.

    ※呼吸数が10回/分以下の徐呼吸も呼吸停止と同様に人工呼吸を行う.

循環状態の観察（図4-2-6）

- 循環状態の観察は，10秒以内に脈拍の触知により行う.

    乳児：上腕動脈.

    1歳から8歳未満：頸動脈.

- 動脈触知での脈拍確認が難しい場合には循環のサイン（自発呼吸，咳嗽，体動の有無）をみる.
- 肘の近くで，親指を外側に，人差し指と中指を内側にして挟み，脈の確認を行う. 股の動脈（大腿動脈）で脈の確認もできる.
- 脈が触れれば，顎先を上げて，救急隊が来るまで人工呼吸を継続する.
- 人工呼吸の回数は，新生児30～60回/分，乳児20回/分，幼児20回/分，小児12回/分，脈が触れなければ，心臓マッサージを行う.

循環状態の評価

- 子どもの徐脈は，呼吸不全やショックによる低酸素によって引き起こされ，心停止の直前の状態としてよくみられ，すべて病的と考えたほうがよい.
- 呼吸の観察と同時に脈拍を触知し，観察・評価に10秒以上かけない.
- 脈拍が確認でき，自発呼吸がない場合は人工呼吸を1分間に12～20回の割合で続ける（2分ごとに良好な脈拍が触知できるか確認する）.
- 脈拍が触れない，あるいは循環不良で脈拍が60回/分未満であれば，心臓マッサージを開始する.

人工呼吸

- 蘇生の開始時にはまず2回の連続した人工呼吸を行う. 有効な人工呼吸ができない場合，異物による気道閉塞を疑い，必要な処理を行う.
- 呼気吹き込み人工呼吸には，3つの方法があり，子どもの年齢や体格によって選択する.

    ⤵ 口対口（鼻）人工呼吸法

    - 乳児に行う. 救助者の口で乳児の口と鼻を同時に覆って救助者の呼気を

図 4-2-7 ▶ 口対口（鼻）
人工呼吸法：乳児

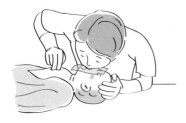

図 4-2-8 ▶ 新生児の胸骨圧迫
心臓マッサージ

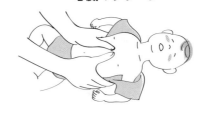

図 4-2-9 ▶ 乳児の胸骨圧迫
心臓マッサージ

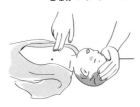

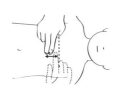

図 4-2-10 ▶ 1 歳以上 8 歳未満の
胸骨圧迫心臓マッサージ

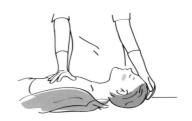

吹き込む．感染防止のため，フェイスシールドを着用する（図 4-2-7）．

口対口人工呼吸法

● 1 歳以上の子どもに行う．鼻をしっかり塞いで空気が漏れないように行う．
　　① 1 回の呼気吹込みには 1 秒かけ，ゆっくり吹き込む．
　　②送気による胃部膨満を防ぐために，輪状軟骨圧迫手技を行う．
　　③口対鼻人工呼吸法：乳児の口と鼻を覆うことができない場合に，鼻
　　　だけから送気する．

胸骨圧迫心臓マッサージ

● 施行前に，蘇生板などの硬いボードを身体の下に挿入する．
● 胸骨圧迫心臓マッサージを 1 分間に 100 回の速さで行う．5 回の心臓マッ
　サージに対して 1 回の人工呼吸を行う．
● 子どもの場合，身体のサイズによって胸骨圧迫心臓マッサージの方法が異な
　る．

新生児・乳児（図 4-2-8, 9）

● 胸骨と両側乳頭を結ぶ線が交わる部分から下へ親指を除く 4 本の指を並
　べ，中指と薬指の位置（乳頭を結ぶ線より 1 横指下）を 2 本の指で背骨に
　向かって垂直に，胸郭前後径が約 1/3 くぼむ程度の力で圧迫する．救助
　者が多数いる場合は，胸郭を両手で包み込むようにして両親指で圧迫す
　る胸郭包み込み両母指法で心臓マッサージを行う．

1 歳以上 8 歳未満（図 4-2-10）

● 胸骨体下半分の位置に片手の手掌根部を置き，肘をまっすぐ伸ばし，肩

表4-2-2 ▶ 年齢別心肺蘇生法の比較

	新生児	乳児	1～8歳未満	8歳以上
気道確保位	頭部後屈顎先挙上法（頭部・顎部外傷の場合は下顎挙上法）			
吸気時間	1秒　ゆっくりと			
吸気回数	30～60／分	20／分		12／分
胸骨圧迫部位	両乳頭を結ぶ線より1横指下		胸骨下半分	
圧迫の深さ	胸壁がおよそ1／3がくぼむ			4～5cmくぼむ
圧迫回数	約120／分	約100／分		
圧迫と呼吸の比	3：1	30：2（15：2が推奨されている）		

図4-2-11 ▶ 小児の一次救命処置（Pediatric Basic Life Support；PBLS）

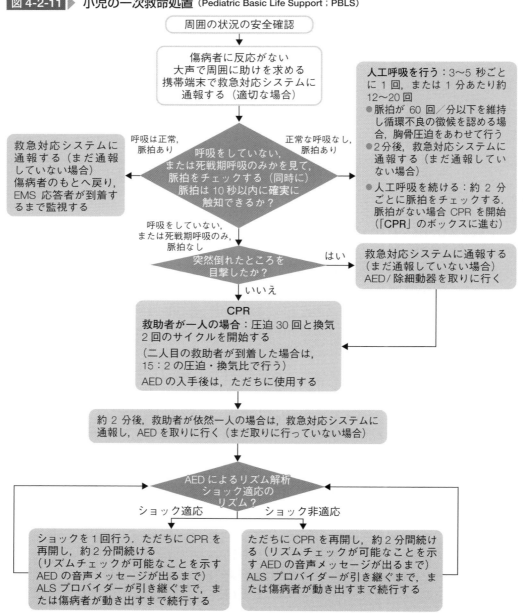

（AHA 心肺蘇生と救急心血管治療のためのガイドラインアップデート2015 ハイライト
https://eccguidelines.heart.org/wp-content/uploads/2015/10/2015-AHA-Guidelines-Highlights-Japanese.pdf）

が胸骨中央部の延長線上になるような姿勢で圧迫を行う.

● なお，年齢別心肺蘇生法の比較は，表4-2-2に示したとおりである．また，医療従事者・救急隊員および日常的に子どもに接する市民における「小児の一次救命処置：PBLS」*10のフローチャート*11を図4-2-11に示した．

＊10
小児に対する一次救命措置（PBLS：Pediatric Basic Life Support）

成人に対する一次救命措置（BLS：Basic Life Support）

＊11
二人で行う場合の異なる点

・二人目の救助者が救急対応システムに通報しAEDを取りに行く
・CPRは胸骨圧迫と換気は15：2で行う

自己学習 ▶ 事故やけがの理解と応急処置

1. 保育活動においては（　　　），（　　　），（　　　），（　　　）などの命を脅かす危機が常に潜んでいる．

2. 万が一危機が発生したときは子どもの（　　　）や（　　　）を最小限にし，迅速に対応できるよう十分な体制づくりをし，（　　　）の予防と対処を行う必要がある．

3. （　　　）を作成し，保育活動の（　　　）を行うとともに，職員，保護者，子どもへ（　　　）を行う．

4. 傷の手当として大切なことは，（　　　），（　　　），（　　　）である．手当をする者は受傷した子どもの血液等から自分が感染しないように（　　　）する．

5. 骨折や打撲をした部位には（　　　）を行う．

6. （　　　）が抜けた場合は再植が可能なことがある．抜けた歯は，（　　　），（　　　），（　　　）に保存して（　　　）を受診する．その際，抜けた歯を（　　　）や（　　　）で洗ってはいけない．

7. 鼻出血は，子どもを（　　　）にさせ，（　　　）を指でつまむようにして圧迫する．

8. 頭を打ち，（　　　），（　　　），（　　　）がみられる場合は，救急車を要請する．軽症にみえても顔色や食欲等については（　　　）時間様子をみて，おかしいようであれば脳神経外科を受診する．

9. 熱中症は，木陰等の（　　　）場所に移して，上半身をやや高めにして仰向けで寝かせ，（　　　）と（　　　）を補給する．重症の場合は，（　　　）や（　　　）に冷罨法を行うとともに，（　　　）を呼ぶ．

10. 熱傷した部位は直ちに（　　　）や（　　　）を掛けて（　　　）がなくなるまで冷やす．

11. 毛虫に触れた部位の皮膚はこすらず（　　　）等を貼り毒針を抜くか，（　　　）を強く当てて毒針を洗い流す．患部は（　　　）を塗り（　　　）．

12. 目の異物は手で（　　　）．小さなゴミの場合は，静かに（　　　），（　　　）と出てくる涙と一緒に流れ出る．耳に虫が入った場合は，部屋を（　　　）して，耳に（　　　）を照らす．

13. 窒息した場合は，早急に，乳児には（　　　）法，年長児には（　　　）法を行い，救急車を呼ぶ．

14. 誤飲に気づいたら，原則，すぐに吐かせるが，対処に迷う場合は（　　　）に電話し指示を仰ぐ．

15. 一次救命処置（Basic Life Support：BLS）として，（　　　），（　　　），（

用語解説

AED（自動体外式除細動器）
体外（裸の胸の上）に貼った電極のついたパッドから心臓の状態を判断し，不整脈を起こしていれば，強い電流を一瞬流して電気ショックで心臓の状態を正常に戻す小型の器械．現在では公共交通機関など多くの場所に設置してある．

）がある．

16. 子どもの場合は，（　　　　）による（　　　　）が進展して（　　　　）に至るパターンが多い．（　　　　）が少ないことを考慮した援助として，病院や施設外で救急蘇生法を行う場合，まず心肺蘇生法を行ってから（　　　　）に通報するのが原則である．

17. 循環状態の観察は，10秒以内に脈拍の触知により行う．乳児は（　　　　），1歳から8歳未満は（　　　　）で行う．

18. （　　　　）は正常な呼吸とはいえない．また，呼吸数が（　　　　）の徐呼吸も呼吸停止と同様に（　　　　）を行う．

19. 実施方法は，乳幼児用ジャパンコーマスケール（3-3-9度方式）を参考にして①（　　　　），②（　　　　），③（　　　　），④（　　　　），⑤（　　　　），⑥（　　　　），⑦（　　　　），の順に行う．

解答

[1] 自然災害，感染症，食中毒，交通事故
[2] 不安，恐怖，PTSD
[3] 保健安全計画，安全管理，安全教育
[4] 止血，疼痛緩和，細菌感染の予防，身の安全を確保
[5] RICE
[6] 永久歯，牛乳，唾液，生理的食塩水，歯科医，アルコール，流水
[7] 前かがみ，鼻の付け根
[8] 意識障害，けいれん，嘔吐，24〜48
[9] 涼しい，水分，塩分，脇，足の付け根，救急車
[10] 流水，シャワー，痛み
[11] セロハンテープ，流水，ステロイド軟膏，冷やす
[12] こすらない，目をつぶり，目頭を軽く押さえさせる，暗く，懐中電灯
[13] 背部叩打，ハイムリッヒ
[14] 中毒110番
[15] 気道確保，人工呼吸，心臓マッサージ
[16] 呼吸不全，低酸素症，心停止，呼吸予備力，119番
[17] 上腕動脈，頸動脈
[18] あえぎ呼吸，10回／分以下，人工呼吸
[19] 意識状態の観察，大声で助けを呼ぶ，気道確保，呼吸状態の観察・評価，循環状態の観察・評価，人工呼吸，胸骨圧迫心臓マッサージ

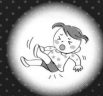

3 事故やけがの予防

安全管理，安全教育のポイントと具体例

- 保育所・幼稚園における子どもの死亡事故などの重大事故は毎年発生している．死亡や重篤な事故を防ぐためには，日ごろからの予防と事故発生時及び発生後の適切な対応が重要である．特に，睡眠中，プール活動・水遊び中，食事中，高温環境下では，重大事故が発生しやすい．厚生労働省「**教育・保育施設等における事故防止及び事故発生時の対応のためのガイドライン**」などの行政機関から発信される情報をもとに，子どもの年齢(発達とそれに伴う危険等)，場所(保育室，園庭，トイレ，廊下などにおける危険等)，活動内容(遊具遊びや活動に伴う危険等)に留意して，事故防止に取り組むことが求められる．

厚生労働省「教育・保育施設等における事故防止及び事故発生時の対応のためのガイドライン」

・https://www8.cao.go.jp/shoushi/shinseido/law/kodomo3houan/pdf/h280331/taiou.pdf

(1)重大事故が発生しやすい場面における注意事項

①睡眠中

- 睡眠前及び睡眠中に窒息リスク(うつぶせ寝，柔らかい布団，ぬいぐるみ，紐，口腔内の異物・嘔吐物)の除去を行う．
- 定期的な睡眠状況の確認を行い，呼吸停止等の異常の早期発見と重大事故の予防をする．

窒息リスクの除去方法

・医学的な理由で医師からうつぶせ寝をすすめられている場合以外は，乳児の顔が見える仰向けに寝かせることが重要．何よりも，一人にしないこと，寝かせ方に配慮を行うこと，安全な睡眠環境を整えることは，窒息や誤飲，けがなどの事故を未然に防ぐことにつながる．

・やわらかい布団やぬいぐるみ等を使用しない．

・ヒモ，またはヒモ状のもの(例：よだれかけのヒモ，ふとんカバーの内側のヒモ，ベッドまわりのコード等)を置かない．

・口の中に異物がないか確認する．

・ミルクや食べたもの等の嘔吐物がないか確認する．

・子どもの数，職員の数に合わせ，定期的に子どもの呼吸・体位，睡眠状態を点検すること等により，呼吸停止等の異常が発生した場合の早期発見，重大事故の予防のための工夫をする．

※他にも窒息のリスクがあることに気づいた場合には，留意点として記録し，共有する．

---

②プール活動・水遊び

- 専ら監視活動を行う職員とプール指導を行う職員を分けて配置する.
- プール活動にかかわる職員への事前教育（見落としがちなリスクや注意ポイント）を行う.

プール活動・水遊びの際に注意すべきポイント

・監視者は監視に専念する.

・監視エリア全域をくまなく監視する.

・動かない子どもや不自然な動きをしている子どもを見つける.

・規則的に目線を動かしながら監視する.

・十分な監視体制の確保ができない場合については，プール活動の中止も選択肢とする.

・時間的余裕をもってプール活動を行う.

③誤飲・誤嚥（食事，玩具・小物等）

- 子どもの食事に関する情報（咀嚼・嚥下機能や食行動の発達状況，喫食状況，健康状態等）を共有する.
- 子どもの年齢月齢によらず，普段食べている食材が窒息につながる可能性があると認識して，食事の介助及び観察をする. 特に，食べている時は継続的に観察する.
- 過去に事故が起きた食材（例：白玉団子，丸いままのミニトマト等），口に入れると咽頭部や気管が詰まる等の窒息の可能性のある大きさや形状の玩具等は使用しないことが望ましい.

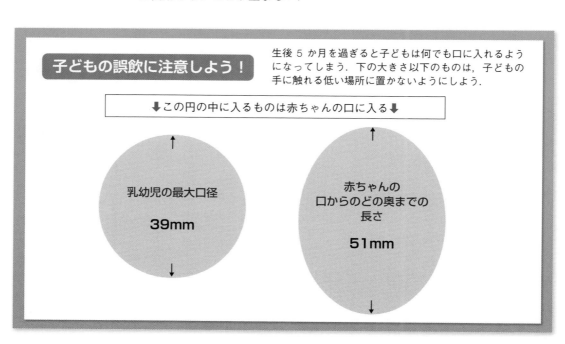

子どもの誤飲に注意しよう！

生後5か月を過ぎると子どもは何でも口に入れるようになってしまう. 下の大きさ以下のものは，子どもの手に触れる低い場所に置かないようにしよう.

↓この円の中に入るものは赤ちゃんの口に入る↓

乳幼児の最大口径

39mm

赤ちゃんの
口からのどの奥までの
長さ

51mm

> **食事の介助をする際に注意すべきポイント**
> ・ゆっくり落ち着いて食べることができるよう子どもの意志に合ったタイミングで与える.
> ・子どもの口に合った量で与える(一回で多くの量を詰めすぎない).
> ・食べ物を飲み込んだことを確認する(口の中に残っていないか注意する).
> ・汁物などの水分を適切に与える.
> ・食事の提供中に驚かせない.
> ・食事中に眠くなっていないか注意する.
> ・正しく座っているか注意する.

④食物アレルギー

- 幼稚園は「学校生活管理指導表」,保育所は「アレルギー疾患生活管理指導表」を保護者から提出してもらい,医師の診断に基づいた同表を基に食物の除去の対応を行う.完全除去を基本とする.
- 食事後に子どもがぐったりしている等の場合,アナフィラキシーショックの可能性を疑い,必要に応じて救急搬送する.
- 食事提供の全過程を確認し,人的エラーによる誤食が起きない仕組みをつくる.

⑤高温環境下

- 園内活動をする際は,室温が28℃以下となるようにエアコン等で調整する.なお,室温はエアコンの温度設定を目安にするのではなく,室温を温度計で測定する.
- 子どもは身長が低いため,晴天時の屋外では地面からの輻射熱を強く受け,大人よりも暑い環境で活動する.天気予報を確認し,暑い日や時間帯の屋外活動を避ける.
- 室内外問わず,子どもが喉の渇きに応じて適度に飲水する力が身に着くように日常的に指導する.

(2)事故防止にかかわる職員の資質向上

- 全ての職員は,救急対応(心肺蘇生法,気道内異物除去,AED,エピペン®の使用等)の実技講習,事故発生時の対処方法を身につける実践的な研修を通じて,事故防止に係る職員の資質の向上に努める.また,施設・事業所での研修や職員会議などの機会に,子どもの発育・発達と事故との関係,事故の生じやすい場所等を共有することで,事故への認識,危険に対する予知能力の向上を図る.

(3)緊急時の対応体制の確立

①緊急時の体制,役割分担

- 事故発生時に他の職員に指示を出す役割について順位を決め,事務室の見や

▶食物アレルギー【参照:第5章-6. アレルギー疾患(3) p.144】

厚生労働省「保育所におけるアレルギー対応ガイドライン(2019年改訂版)」
https://www.mhlw.go.jp/content/000511242.pdf

文部科学省「学校給食における食物アレルギー対応指針」
https://www.mext.go.jp/component/a_menu/education/detail/__icsFiles/afieldfile/2015/03/26/1355518_1.pdf

環境省「熱中症 環境保健マニュアル2022」
(閲覧用)
https://www.wbgt.env.go.jp/pdf/manual/heatillness_manual_full.pdf
(印刷用)
https://www.wbgt.env.go.jp/pdf/manual/heatillness_manual_full_high.pdf

図 4-3-1 ▶ 事故発生時の流れ

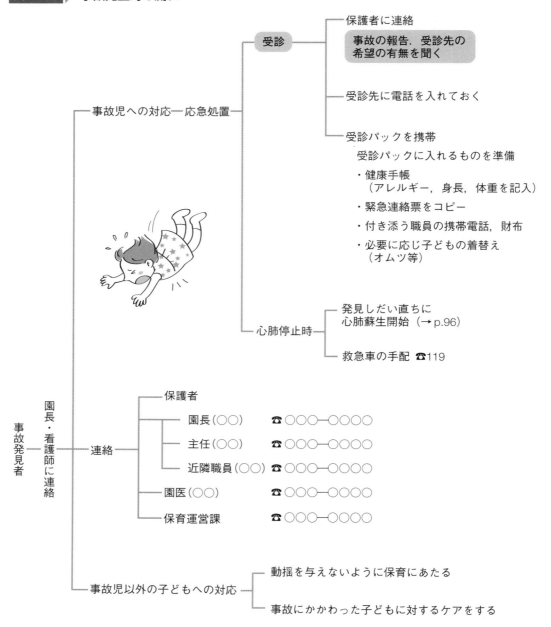

事故発見者 ── 園長・看護師に連絡

事故児への対応 ── 応急処置

受診 ── 保護者に連絡
　　　　事故の報告. 受診先の希望の有無を聞く

── 受診先に電話を入れておく

── 受診パックを携帯
　　受診パックに入れるものを準備
　　・健康手帳
　　　（アレルギー, 身長, 体重を記入）
　　・緊急連絡票をコピー
　　・付き添う職員の携帯電話, 財布
　　・必要に応じ子どもの着替え
　　　（オムツ等）

心肺停止時 ── 発見しだい直ちに
　　　　　　　心肺蘇生開始（→ p.96）

── 救急車の手配 ☎119

連絡 ── 保護者
　　　── 園長（○○）☎ ○○○─○○○○
　　　── 主任（○○）☎ ○○○─○○○○
　　　── 近隣職員（○○）☎ ○○○─○○○○
　　── 園医（○○）☎ ○○○─○○○○
　　── 保育運営課 ☎ ○○○─○○○○

事故児以外の子どもへの対応 ── 動揺を与えないように保育にあたる
　　　　　　　　　　　　　　── 事故にかかわった子どもに対するケアをする

事故後の対応
・職員への報告…ミーティング等でなるべく早く周知させる
・事故報告書を記載し, 職員会議で対策を討議する

（全国保育所保健師看護師連絡会. 保育のなかの事故. 保健指導シリーズ No. 8. p.43. ）

表4-3-1 ▶ 事故防止年間計画（例）

	目標	保健行事	行事（配慮）	健康教育	健康だより	留意点	保護者へのお願い
4月	環境を整える	保育説明会（健康管理）	慣らし保育 SIDS 園外への脱出	正しい遊具の使い方 清潔なタオルを！	・環境の変化による疲れからくる疾病予防の注意（生活リズムを作ろう）	・健康状況，発達の把握 ・落ち着いて遊べる環境づくり	自転車用ヘルメット使用のすすめ
5月	交通事故防止	交通安全教育 手洗い指導	遠足 交通事故・溺死	ケガをしたときは，どうするの？ カサブタは，はがさないで！	・安全教育（服装・はきもの・身体の清潔） ・交通事故防止	・清潔な環境づくりと事故防止に配慮	休日の過ごし方
6月	歯のケガ防止	〔虫歯予防デー〕集会プール前健診	歯磨き 歯ブラシでの目や口蓋へのケガ	歯の役割と歯のケガ プール遊びの注意	・歯の衛生週間 ・梅雨時の健康（傘の事故） ・プール遊びの配慮	・爪，頭髪の清潔（保育園と家庭の役割）	爪，頭髪の点検
7月 8月	熱中症防止 水の事故防止 鼻の事故防止	〔8/7 鼻の日〕	プール溺水・溺死 鼻へ異物を詰める	「プール遊びを安全に楽しむために！」 暑い日差しから体を守る 鼻の役割	・夏の疾病予防（夏季熱と熱中症や疾病の判断） ・虫刺されに注意（あせもの予防法） ・冷房の使用についての注意	・プールの衛生管理（水温，水深，時間を確認し記録） ・気温が35℃以上の時は室外遊び禁止 ・水分補給	輻射熱の注意（バギーの高さ）
9月	応急手当	〔9/9 救急の日〕	防災訓練 訓練中の落下・転倒・素足でのケガ	「体のしくみ」を知ろう（頭） 遊びとケガの保健指導	・ケガの応急手当（止血の仕方） ・良い靴の選び方	・夏の疲れに注意 ・体育遊びの注意	救命講習のお誘い
10月	目のケガ防止	〔10/10 目の愛護デー〕目の体操（4歳児）	運動会　ケガ防止 保護者演技中のケガ	目の役割 爪は伸びている	・目の愛護デー	・目と歯の健康に注意	爪，頭髪の点検
11月	皮膚を守る	〔11/12 いい皮膚の日〕		皮膚の役割	・薄着について ・手洗いとうがいの効果	・鼻のかみ方，咳のしかた	スキンケア対策
12月	熱傷防止	手洗い指導（幼児）	お楽しみ会 感染症集団感染 感染症・食中毒蔓延	熱湯の事故について やけどの教育	・急病時の対処法 ・室内遊びの注意について（環境整備） ・やけどに注意	・部屋の温度，湿度，換気の管理，配慮 ・手洗い後はキチンと拭く ・ノロウイルス・インフルエンザ	やけどの予防
1月 2月	誤飲誤嚥防止	予防接種状況把握	もちつき　豆まき 誤嚥・窒息 耳・鼻への挿入	「体のしくみ」を知ろう（お腹・手・足・筋肉）	・戸外遊びの必要性について ・皮膚の清潔，ひび，しもやけの予防 ・異物を飲み込んでしまったとき	・気温差，運動量に応じて衣服の調節	誤飲・誤嚥に注意
3月	耳のケガ防止	〔3/3 耳の日〕	誘拐予防 標語「いかのおすし」	耳の役割	・1年間を振り返って ・耳のしくみ，役目について	・個々の発育状態	爪，頭髪の点検

（全国保育園保健師看護師連絡会．保育のなかの事故．保健指導シリーズ No. 8．p.28.）

すい場所に掲示する．
- 緊急時の役割分担（応急処置，事故記録の記載，病院へ同行，保護者や関係機関への報告，事故にあった子ども以外の保育など）を確認し，事故が生じたときに遅滞なく各職員が対応する．

②平常時の備え
- 受診医療機関，保護者，職員，関係機関（地方自治体，警察等）の連絡先の整理および緊急連絡体制を構築する（図4-3-1）．
- 心肺蘇生法，119番通報を含めた緊急事態への対応について日常的に訓練する場を設け，緊急時の体制を共有する．
- 救急車の呼び方や119番通報のポイントについて事務室の見やすい場所に掲示する．連絡先一覧の保管場所は職員全員で共有する．これらを園外行事やプールでの活動を行う際に携行できるよう工夫する．
- 登園時は子どもの状態について保護者から報告を受けるとともに，保育活動中は子どもの健康観察を実施し，異常の早期発見と早期対応に努める．
- 健康管理および事故予防に向けて年間計画を作成し，職員だけでなく子どもや保護者への安全教育にも取りくむ（表4-3-1）．
- 設備等の特徴に合わせて安全確保に関するチェックリストを作成する．また，年齢別のチェックリストを作成する．これらを用いて定期的にチェック

▶ 心肺蘇生法【参照：第4章-2．応急処置(13)① p.92】

を行い，問題のある箇所の早期発見と改善を行うとともに，結果を職員に周知して事故予防に向けた情報の共有を図る．

● 行政機関からの通知等を確認し，事故予防に関する対応策に改善の必要がないか定期的に見直す．

（4）保護者への安全教育

● 保育士・幼稚園教諭は保護者に対して事故予防を啓発していく役割がある．その資料として，保育士・幼稚園教諭は**母子健康手帳**の記載内容や，国立保健医療科学院「子どもに安全をプレゼント　事故防止支援サイト＊1」などの行政機関から発信される情報を的確に把握することに努め，日々の実践のなかでの安全教育に反映させていく．

※安全に関する啓発（保護者総会，保健だより，日々の連絡帳）

※行政機関等で実施される安全教育との連携・協力（保健所，保健センター等）

※保護者とのコミュニケーションおよび情報交換

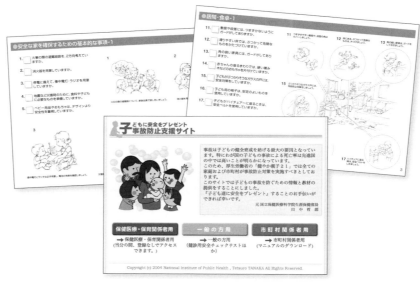

（国立保健医療科学院 HP 子どもの事故防止支援サイトより）

（5）子どもへの安全教育

● 幼児クラス以降は，教育が必要な場面や時期に合わせて，計画的な指導を開始する．その際には，子どもの興味や関心および理解を導くように教材を工夫し，行動できるようになるまで繰り返し指導しながら見守る．

※成長発達に応じた教育的かかわりの実施（紙芝居を用いるなど）

※保健安全計画に基づく教育の実施（交通安全教室，避難訓練など）

＊1
国立保健医療科学院「子どもに安全をプレゼント 事故防止支援サイト」
https://www.niph.
go.jp/soshiki/shogai/
jikoboshi/

5章

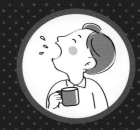

子どもに多い病状・病気とその対処および予防

1 子どもが病気に かかりやすい理由

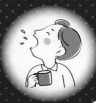

Check
シール

- 生後，母親から感染に対する免疫を得ており，**生後6か月ぐらいまでは比較的感染症にかかりにくい**(p.30 図 2-5-5 参照).
- 小児の特徴としては次の3点が挙げられる.
  - ①流行性ウイルス疾患についての免疫をもっていないこと，
  - ②乳幼児は，全面的に他者に世話をしてもらわないといけないため，他者との接触が濃厚であること，
  - ③子ども自身の感染予防対策が未熟・未獲得であるため，自身を守れないこと.

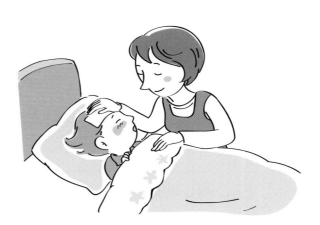

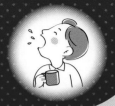

2 感染予防

Check
シール

感染経路

- 感染経路は，空気感染，飛沫感染，接触感染，一般媒介物感染，昆虫媒介感染の5つに分類される(表5-2-1).

感染予防対策

(1)感染経路別対策 *1

- 感染経路別の特徴は図5-2-1に示すとおりである.

①空気感染

- 原因微生物(ウイルスや病原菌など)が空気中を浮遊する.
- 予防策としては，園内では換気することが大切である(病院などの空気感染予防策は，陰圧〈空調〉管理と換気，特殊なマスク).

②飛沫感染

- 原因微生物が咳嗽，くしゃみ，会話などによって飛んだ飛沫を吸入することで伝播する.
- 感染者と約1m以内の距離で接すると感染する危険性がある.
- 予防策としては，マスクの着用を促すことである.
- 子どもは咳をするとき手で口を覆う，その手を洗うなど感染を予防する行動がとれないため，周囲の者が飛沫予防策とともに接触感染予防策を実施する必要がある.

*1
2020年から感染拡大している新型コロナウイルス(COVID-19)は，主に空気感染，飛沫感染，接触感染で生じるとされているが詳細はわかっていない(最新の情報を調べてみよう).

表 5-2-1 ▶ 感染経路

感染経路	伝播内容
接触感染	直接接触：皮膚どうしの直接接触によって微生物が伝播する
	間接接触：感受性のある患者と微生物で汚染された器具などの接触によって伝播する
飛沫感染	咳嗽・くしゃみ・会話等によって飛んだ飛沫を吸入することで伝播する
空気感染	飛沫核・感染病原体を含む埃塵が空気中に浮遊し，それを吸入することで伝播する
一般媒介物感染	汚染された食物・水・薬剤・装置等によって微生物が伝播する
昆虫媒介感染	蚊・ハエ等の害虫が微生物を伝播する

(三浦祥子. 感染経路別予防策. 菅原美絵ほか編. 小児のための感染管理. 小児看護 2010；33 (8)：1003.)

図 5-2-1 ▶ 感染経路

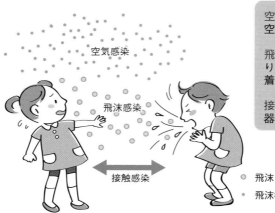

空気感染：5μm 以下の粒子が空気中を浮遊し伝播する

飛沫感染：咳やくしゃみにより 5μm 以上の飛沫粒子に付着した微生物が伝播する

接触感染：医療従事者や医療器具を介して伝播する

（参考：三浦祥子．感染経路別予防策．菅原美絵ほか編．小児のための感染管理．小児看護 2010；33（8）：1003.）

③接触感染

- 原因微生物を手や皮膚からの直接感染と原因微生物に汚染されたものを介しての間接接触によって起こる感染である．
- 子どもは子ども同士の接触によって感染することがあるため，子どもたちへの感染予防教育が必要になってくる．

④一般媒介物感染

- 汚染された食物・水・薬剤の装置などによって微生物が伝播する．
- 腸管出血性大腸菌，ノロウイルス，ロタウイルスなどは，食物・口の中に入ったもので感染する．

▶ウイルス性胃腸炎
【参照：第5章-3.
小児に多い感染症と
その対処 p.118】

（2）その他の感染予防対策

- 子どもの体調の変化や症状等について，的確に記録することが重要である．その際，その日の状態のみをみるのではなく，数日間の症状の変化に着目し，感染症の早期発見や病状の把握等に活用していくことが大切である．また，保育所全体のデータとして活用できるよう記録に整理し，保健活動の対応や対策について活用するとよい．さらに，それらを保護者に伝え，子どもの健康管理等について協力を求めたり，嘱託医との連携を図るうえで活用することが重要である．
- 保育士・幼稚園職員が，必要な予防接種を受け，子どもがかかりやすい感染症の抗体をもっておくことも大切な感染予防対策である．

（3）保育所・幼稚園における消毒方法

- 次の①②③を適切に行うことで，感染を防止し，感染が発症しても拡大することを防ぐことができる．
- ①保育所における消毒では，消毒薬の種類として，塩素系消毒薬・逆性石けん・消毒用アルコールがある．それぞれの消毒薬は消毒が効く菌（有効菌）が

表 5-2-2 ▶ 消毒薬の種類と用途

薬品名	塩素系消毒薬(次亜塩素酸ナトリウム, 亜塩素酸水等)		第4級アンモニウム塩(塩化ベンザルコニウム等)*1 逆性石けんまたは陽イオン界面活性剤ともいう	アルコール類(消毒用エタノール等)
	次亜塩素酸ナトリウム	亜塩素酸水		
消毒をする場所・もの	・調理及び食事に関する用具(調理器具, 歯ブラシ, 哺乳瓶等) ・室内環境(トイレの便座, ドアノブ等) ・衣類, シーツ類, 遊具等 ・嘔吐物や排泄物が付着した箇所	・調理及び食事に関する用具(調理器具, 歯ブラシ, 哺乳瓶等) ・室内環境(トイレの便座, ドアノブ等) ・衣類, シーツ類, 遊具等 ・嘔吐物や排泄物が付着した箇所	・手指 ・室内環境, 家具等(浴槽, 沐浴槽, トイレのドアノブ等) ・用具類(足浴バケツ等)	・手指 ・遊具 ・室内環境, 家具等(便座, トイレのドアノブ等)
消毒の濃度	・0.02%(200ppm)液での拭き取りや浸け置き ・嘔吐物や排泄物が付着した箇所:0.1%(1,000ppm)液での拭き取りや浸け置き	・遊離塩素濃度 25ppm(含量 亜塩素酸として 0.05%≒500ppm 以上)液での拭き取りや浸け置き ・嘔吐物や排泄物が付着した箇所:遊離塩素濃度 100ppm(含量 亜塩素酸として 0.2%≒2000ppm 以上)液での拭き取りや浸け置き	・0.1%(1,000ppm)液での拭き取り ・食器の漬け置き:0.02%(200ppm)液	・原液(製品濃度 70〜80%の場合)
留意点	・酸性物質(トイレ用洗剤等)と混合すると有毒な塩素ガスが発生するので注意する ・吸引, 目や皮膚に付着すると有害であり噴霧は行わない ・金属腐食性が強く, 錆びが発生しやすいので, 金属には使えない ・嘔吐物等を十分拭き取った後に消毒する. また, 哺乳瓶は十分な洗浄後に消毒を行う ・脱色(漂白)作用がある	・酸性物質(トイレ用洗剤等)と混合すると有毒な塩素ガスが発生するので注意する ・吸引, 目や皮膚に付着すると有害であり噴霧は行わない ・ステンレス以外の金属に対して腐食性があるので注意する ・嘔吐物等を十分拭き取った後に消毒する. また, 哺乳瓶は十分な洗浄後に消毒を行う ・衣類の脱色, 変色に注意	・経口毒性が高いので誤飲に注意する ・一般の石けんと同時に使うと効果がなくなる	・刺激性があるので, 傷や手荒れがある手指には用いない ・引火性に注意する ・ゴム製品, 合成樹脂等は, 変質するので長時間浸さない ・手洗い後, アルコールを含ませた脱脂綿やウエットティッシュで拭き自然乾燥させる
新型コロナウイルスに対する有効性	◯(ただし手指には使用不可)*2	◯(ただし手指への使用上の効果は確認されていない)*2	◯(ただし手指への使用上の効果は確認されていない)*2	◯*2
ノロウイルスに対する有効性	◯*3	◯*3	×	×
消毒薬が効きにくい病原体			結核菌, 大部分のウイルス	ノロウイルス, ロタウイルス等
その他	・直射日光の当たらない涼しいところに保管	・直射日光の当たらない涼しいところに保管	・希釈液は毎日作りかえる	

*1 通常の衛生管理における消毒については, 消毒をする場所等に応じ, 医薬品・医薬部外品として販売されている製品を用法・用量に従って使い分ける. ただし, 嘔吐物や排泄物, 血液を拭き取る場合等については, 消毒用エタノール等を用いて消毒を行うことは適当でなく, 塩素系消毒薬を用いる.

*2 新型コロナウイルスの消毒, 除菌に関する, 上記の消毒薬の使用方法の詳細については, 「新型コロナウイルスの消毒・除菌方法について(厚生労働省・経済産業省・消費者庁特設ページ)https://www.mhlw.go.jp/stf/seisakunitsuite/bunya/syoudoku_00001.html を参照.

*3 ノロウイルスの消毒, 除菌方法に関する, 上記の塩素系消毒薬の使用方法の詳細については, 「ノロウイルスに関するQ&A(厚生労働省)」https://www.mhlw.go.jp/content/11130500/000856719.pdf を参照.

<塩素系消毒薬の希釈方法>
次亜塩素酸ナトリウム〈製品濃度が約6%の場合〉, 亜塩素酸水(製品濃度が約0.4%の場合)の希釈方法は, 以下のとおりである. なお, 使用する製品の濃度を確認の上, 用法・用量に従って使用することが重要である.

	消毒対象	調整する濃度(希釈倍率)	希釈法
次亜塩素酸ナトリウム	・嘔吐物や排泄物が付着した床・物 ※衣類等に嘔吐物や排泄物が付着した場合はこちらの濃度で使用	0.1%(1000ppm)	水 1L に対して約 20mL(めやすとしては, 500mL ペットボトルにキャップ 2 杯弱)
	・衣類等の浸け置き ・食器等の浸け置き ・トイレの便座, ドアノブ, 手すり, 床等	0.02%(200ppm)	水 1L に対して約 4mL(めやすとしては, 500mL ペットボトルにキャップ 0.5 杯弱)
亜塩素酸水	・嘔吐物や排泄物が付着した床・物 ※衣類等に嘔吐物や排泄物が付着した場合はこちらの濃度で使用	遊離塩素濃度 100ppm 含量 亜塩素酸として 0.2%(2000ppm)	水 1L に対して約 1L(2 倍希釈)
	・衣類等の浸け置き ・食器等の浸け置き ・トイレの便座, ドアノブ, 手すり, 床等	遊離塩素濃度 25ppm 含量 亜塩素酸として 0.05%(500ppm)	水 1L に対して約 143mL(8 倍希釈)

*熱湯での希釈は行わない.

*塩素系消毒薬の希釈液は, 時間が経つにつれ有効濃度が減少することに留意する.

*製品によっては, 冷暗所に保管するよう指示があるものがあり, 指示に従い適切に保管することが必要となる.

(厚生労働省. 保育所における感染症対策ガイドライン 2018(平成 30)年 3 月(2021 年(令和 3)年 8 月一部改訂))

表5-2-3 ▶ 遊具等の消毒

	普段の取扱のめやす	消毒方法
ぬいぐるみ 布類	・定期的に洗濯する ・陽に干す（週1回程度） ・汚れたら随時洗濯する	・嘔吐物や排泄物で汚れたら，汚れを落とし，塩素系消毒薬の希釈液に十分浸し，水洗いする ・色物や柄物には消毒用エタノールを使用する ※汚れがひどい場合には処分する
洗えるもの	・定期的に流水で洗い，陽に干す ・乳児がなめるものは毎日洗う 　乳児クラス：週1回程度 　幼児クラス：3か月に1回程度	・嘔吐物や排泄物で汚れたものは，洗浄後に塩素系消毒薬の希釈液に浸し，陽に干す ・色物や柄物には消毒用エタノールを使用する
洗えないもの	・定期的に湯拭き又は陽に干す ・乳児がなめるものは毎日拭く 　乳児クラス：週1回程度 　幼児クラス：3か月に1回程度	・嘔吐物や排泄物で汚れたら，汚れをよく拭き取り塩素系消毒薬の希釈液で拭き取り，陽に干す
砂場	・砂場に猫等が入らないようにする ・動物の糞便・尿は速やかに除去する ・砂場で遊んだ後はしっかりと手洗いする	・掘り起こして砂全体を陽に干す

*塩素系消毒薬の希釈液の作成方法については表5-2-2を参照.

（厚生労働省. 保育所における感染症対策ガイドライン 2018（平成30）年3月（2021年（令和3）年8月一部改訂））

異なるため，用途を知り，使用する（表5-2-2）.

②子どもたちが使用する遊具についても，清潔に保つことと，吐物や糞便が付着した場合についての方法がある（表5-2-3）.

③手指の消毒も同様に，通常であれば，流水，石けんで十分手洗いするだけでよいが，下痢・感染症発生時は，流水，石けんで十分手を洗った後に消毒することが必要となる．吐物を片付けるときや，おむつを交換するときに使い捨てのビニール手袋などを使用し，手袋を外した後も流水・石けんで十分手を洗い，手指消毒することが必要となる.

感染予防教育

- 子どもの発達段階ごとの病気に対する理解に合わせて指導を行う.
- 保健計画の項目でも記載してあるとおり，年間を通して教育計画を立てる．ここでは，幼児期の子どもの病気に対する理解の状況について記載する（表5-2-4）.

表5-2-4 ▶ 子どもの発達段階ごとの病気に対する理解の仕方

発達段階	病気に対する理解の仕方	感染予防教育に使用する教材や方法
乳児 幼児前期	病気を理解できない ●見えないものは思考できない ●病気＝罰（例：悪い子は病気になる）	ぬいぐるみや絵本など，視覚的道具を使用 言葉は，短く・具体的で擬音を使って「手をキレイキレイするよ」など理解しやすいように使う
幼児後期	感染/伝染するという理解ができる （例：汚いものに触れると病気になる） 病気の予防教育が可能になる	「このお薬をごっくんと飲んで，のどについたばい菌をやっつけてもらおう」というように具体的かつ明確に伝える

（岩城依子，大山利枝，森本満里. 隔離感染予防時の看護. 菅原美絵ほか編. 小児のための感染管理. 小児看護 2010：33（8）：1014-23.）

図 5-2-2 ▶ 短く・具体的に・擬音を使った感染予防の一例

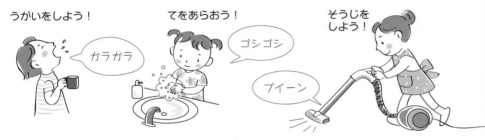

うがいをしよう！　カラガラ

てをあらおう！　ゴシゴシ

そうじをしよう！　ブイーン

(参考：すがわらけいこ. からだのふしぎしりたいな⑥かぜのふしぎ. 東京：学習研究社；1998. p.20-1.)

- 幼児期前期では，体験した痛みなどだけが残り，目にみえないもの，病気の原因について考えるのは困難である．
- 幼児期の病気に対する理解で注意する点は，「病気＝罰」とならないような指導が必要となる．
- 幼児期後期には，汚いもの(便など)に触れると「うつる」という理解が始まり，何かを介在して「病気」になるということを理解し始める．病気の原因として「ばい菌」の存在を理解できることから「手洗いの必要性の理解を含めた指導」などの健康教育が可能になってくる．

自己学習 ▶ **感染予防**

感染経路

1. 感染経路は，(　　　)感染・(　　　)感染・(　　　)感染・一般媒介物感染・昆虫媒介感染の5つに分類される．
2. 飛沫感染の予防策としては，(　　　)を促すことである．また，子どもは十分な感染予防行動がとれないため，飛沫予防策とともに(　　　)感染予防策を実施する必要がある．

解答

[1] 空気，飛沫，接触
[2] マスクの着用，接触

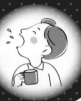

3 子どもに多い感染症とその対処

学習のポイント

1. 子どもに多い感染症と感染経路・潜伏期間・症状・感染しやすい期間・登園のめやすを知る.
2. それぞれの感染症の注意点を知る.

- 保育所では,周囲への感染拡大防止の観点から回復時の登園基準を定めている.
- 感染症によっては医師の意見書などが必要である.そのため,主な感染症一覧を,回復時の登園基準とともに,「医師が記入した意見書が望ましい感染症」(表5-3-1)と「医師の診断を受け,保護者が記入する登園届の提出が望ましい感染症」(表5-3-2)に分けて記載した.

麻疹(はしか)

(1)どんな疾患なのか

- 原因:麻疹ウイルス.
- 感染経路:空気感染,飛沫感染,接触感染.
- 潜伏期間(そのウイルスが体の中に入って症状が出るまでの期間):8〜12日.

(2)どんな症状があるのか(図5-3-1)

- カタル期:初めの2〜3日は,熱,咳,鼻水,目やになど,かぜと同じ症状が出る.麻疹の特有の症状として,口の中の頬粘膜の臼歯に相対する部分にコプリック斑とよばれる粟粒大の白斑ができる.

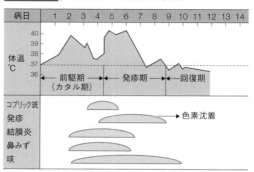

図 5-3-1 ▶ はしかの症状の経過

(日本外来小児科学会. お母さんに伝えたい子どもの病気ホームケアガイド第3版. 東京:医歯薬出版;2010, p.214.)

- 発疹期:いったん熱が下がり,再び高熱が出ると同時に全身に発疹が現れる.発疹が現れてからもさらに3〜4日高熱が続く.
- 回復期:解熱とともに症状は軽くなるが,咳のみ数日続く.発疹はバラ色から暗赤色〜色素沈着へと変化し消退する.

表 5-3-1 ▶ 医師が記入した意見書が望ましい感染症

疾患名	感染経路	潜伏期間	感染しやすい期間*	登園のめやす
麻疹 (はしか)	空気感染，飛沫感染 接触感染	8〜12日	発症1日前から発疹出現後の4日後まで	解熱後3日を経過していること
インフルエンザ	飛沫感染，接触感染	1〜4日	症状が有る期間(発症前24時間から発病後3日程度までが最も感染力が強い)	発症した後5日経過し，かつ解熱した後2日経過していること(乳幼児にあっては，3日経過していること)
風疹	飛沫感染，接触感染	16〜18日	発疹出現の7日前から7日後くらい	発疹が消失していること
水痘 (水ぼうそう)	空気感染，飛沫感染	14〜16日	発疹出現1〜2日前から痂皮(かさぶた)形成まで	すべての発疹が痂皮(かさぶた)化していること
流行性耳下腺炎 (ムンプス・おたふくかぜ)	飛沫感染，接触感染	16〜18日	発症3日前から耳下腺腫脹後4日	耳下腺，顎下腺，舌下腺の腫脹が発現してから5日経過し，かつ全身状態が良好になっていること
結核	空気感染	2年以内，特に6か月以内に多い．3か月〜数十年．感染後2年以内，特に6か月以内に発病することが多い．	―	医師により感染の恐れがないと認められていること
咽頭結膜熱 (プール熱)	飛沫感染，接触感染	2〜14日	発熱，充血等の症状が出現した数日間	発熱，充血等の主な症状が消失した後2日経過していること
流行性角結膜炎 (はやり目)	接触感染，飛沫感染(流涙や眼脂で汚染された指やタオルから感染することが多い)	2〜14日	充血，目やに等の症状が出現した数日間	結膜炎の症状が消失していること
百日咳	飛沫感染，接触感染	7〜10日	抗菌薬を服用しない場合，咳出現後3週間を経過するまで	特有の咳が消失していることまたは適正な抗菌性物質製剤による5日間の治療が終了していること
腸管出血性大腸菌感染症 (O-157，O-26，O-111等)	経口感染，接触感染	ほとんどの大腸菌は主に10時間〜6日 O-157は主に3〜4日	―	医師により感染のおそれがないと認められていること(無症状病原体保有者の場合，トイレでの排泄習慣が確立している5歳以上の小児については出席停止の必要はなく，また，5歳未満の子どもについては，2回以上連続で便から菌が検出されなければ登園可能である)
急性出血性結膜炎	飛沫感染，接触感染	1〜3日	―	医師により感染の恐れがないと認められていること
侵襲性髄膜炎菌感染症 (髄膜炎菌性髄膜炎)			―	医師により感染の恐れがないと認められていること

* 感染しやすい期間を明確に提示できない感染症については（―）としている．

(参考：厚生労働省．保育所における感染症対策ガイドライン2018（平成30）年3月（2021年（令和3）年8月一部改訂））

（3）注意すること

● 予防接種を受けていない子どもが，麻疹にかかった子どもと接触したときには，72時間以内に予防接種を受けると麻疹にかかることを予防または症状の軽減ができる可能性がある（麻疹は，肺炎や脳炎を合併することがある）．

インフルエンザ

（1）どんな疾患なのか

● 原因：インフルエンザウイルスA，B型など．
● 感染経路：飛沫感染，接触感染，鼻腔・咽頭から侵入し，上気道の粘膜上皮細胞で増殖する．
● 潜伏期間：1〜4日．

用語解説

インフルエンザウイルスとインフルエンザ菌の違い

ともにインフルエンザと名付けられているが同じものではない．インフルエンザウイルスはインフルエンザの原因で，インフルエンザ菌は細菌性髄膜炎の起炎菌のひとつである．インフルエンザ菌にはいくつかの型があり，Hibワクチンはインフルエンザ菌b型の予防接種となる．

表5-3-2 医師の診断を受け，保護者が記入する登園届の提出が望ましい感染症

疾患名	感染経路	潜伏期間	感染しやすい期間	登園のめやす
溶連菌感染症	飛沫感染，接触感染	2〜5日 膿痂疹では7〜10日	適切な抗菌薬治療を開始する前と開始後1日間	抗菌薬内服後24〜48時間経過していること
マイコプラズマ肺炎	飛沫感染	14〜21日	適切な抗菌薬治療を開始する前と開始後数日間	発熱や激しい咳が治まっていること
手足口病	飛沫感染，経口感染，接触感染	3〜6日	手足や口腔内に水疱・潰瘍が発症した数日間	発熱や口腔内の水疱・潰瘍の影響がなく，普段の食事がとれること
伝染性紅斑(りんご病)	飛沫感染	4〜14日	発疹出現前の1週間	全身状態がよいこと
ウイルス性胃腸炎(ノロ，ロタ，アデノウイルス等)	経口感染，飛沫感染，接触感染	ロタウイルスは1〜3日 ノロウイルスは12〜48時間	症状のある間と，症状消失後1週間(量は減少していくが数週間ウイルスを排泄しているので注意が必要)	嘔吐，下痢等の症状が治まり，普段の食事がとれること
ヘルパンギーナ	飛沫感染，接触感染，経口感染	3〜6日	急性期の数日間(便の中に1か月程度ウイルスを排泄しているので注意が必要)	発熱や口腔内の水疱・潰瘍の影響がなく，普段の食事がとれること
RSウイルス感染症	飛沫感染，接触感染	4〜6日	呼吸器症状のある間	呼吸器症状が消失し，全身状態がよいこと
帯状疱疹	母体が妊娠20週から分娩の21日前までに水痘に罹患すると，子どもが帯状疱疹を発症することがある．また，一度水痘に罹患した子どもは，ウイルスを神経節に持っているので，帯状疱疹を発症する可能性がある．水痘ワクチン接種後に発病することもあるが，頻度は低い．ワクチン接種の前後に気が付かないうちに自然感染していて，その後，発病する場合がある	不定	水疱を形成している間	すべての発疹が痂皮化していること
突発性発疹	ウイルスは，多くの子ども・成人の唾液等に常時排出されており，母親から胎盤を通して受け取っていた抗体(移行抗体)が消失する乳児期後半以降に，保護者や兄弟姉妹等の唾液等から感染すると考えられている	約10日	—	解熱し機嫌がよく全身状態がよいこと

*感染しやすい期間を明確に提示できない感染症については（－）としている．

(参考：厚生労働省．保育所における感染症対策ガイドライン2018（平成30）年3月（2021年（令和3）年8月一部改訂））

（2）どんな症状があるのか

- 普通のかぜと比べ症状がひどくなる．
- さむけ(悪寒)，発熱，頭痛，関節痛，筋肉痛が突然現れ，続いて咳，鼻水などの症状が出る．
- 消化器症状を伴うこともある．
- 通常，2〜4日で解熱し，軽快する．

（3）注意すること

- 発症して3〜4日は高い感染力がある．
- 予防法として，外出後の手洗いやうがい，適度な温度の保持，十分な休養とバランスのとれた食事を摂取し，流行時には外出を控えるなどが必要である．
- 現在国内で用いられている不活化のインフルエンザワクチンは，感染を完全に阻止する効果はないが，インフルエンザの発症を予防することや，発症後の重症化や死亡を予防することに関しては，一定の効果があるとされてい

る．乳幼児のインフルエンザワクチンの有効性に関しては，成人よりも低いといわれている．このため，ワクチン接種をしても罹患する場合があり，常に子どもの健康観察と予防を行うことが必要である．

● 感染拡大防止策として，手洗い・咳エチケット（マスク着用等）を指導する．

● **発症した後5日経過し，かつ解熱後2日（幼児は3日）を経過するまでは，登園を避けるよう保護者に依頼する**．集団生活復帰後も，咳が続いている間はマスクを着用してもらう．

● 保護者など送迎者に罹患の疑いがある場合は，送迎を控えてもらう．やむを得ない場合は，必ずマスクを着用するよう促す．

▶出席停止の日数の数え方
【参照：第5章-3. 小児に多い感染症とその対処 p.121】

風疹
（ふうしん）

（1）どんな疾患なのか

● 原因：風疹ウイルス．

● 感染経路：飛沫感染，接触感染．

● 潜伏期間：16 〜 18 日．

● その他：好発年齢は5〜14歳で，乳幼児には少ない．

（2）どんな症状があるのか

● 俗に「三日はしか」といわれているように，3日ほどで治ることが多い．

● 赤くて小さな発疹が顔→体幹→四肢の順に現れる．熱があまり出ない子どもから高熱が出る子どもなどさまざまである．

（3）注意すること

● 風疹にかかっている，または風疹の疑いのある子どもを妊婦や妊娠しているかもしれない人に近づけてはいけない．妊娠初期に風疹にかかると，生まれてくる赤ちゃんの目や耳や心臓に障害をきたす可能性がある．

水痘（水ぼうそう）
（すいとう）

（1）どんな疾患なのか

● 原因：水痘・帯状疱疹ウイルス．

● 感染経路：空気感染，飛沫感染，接触感染．

● 潜伏期間：14〜16 日．

（2）どんな症状があるのか

● 発熱とともに発疹が現れ，その発疹が水をもった赤い発疹（水疱）に変わり，口の中から陰部，頭の中まで全身に出る．水疱の大きさは粟粒大〜小豆大であり，2〜3日で乾燥し，黒いかさぶたになる．

● 症状は，1〜2週間ほどで回復する．

（3）注意すること

- 予防接種を受けていない子どもが水痘にかかった子どもと接触したときには，72時間以内に予防接種を受けると，水痘にかかることを予防，または症状の軽減ができる可能性がある．

流行性耳下腺炎（ムンプス・おたふくかぜ）
（1）どんな疾患なのか

- 原因：ムンプスウイルス．
- 感染経路：飛沫感染，接触感染により鼻咽頭から侵入．
- 潜伏期間：16〜18日．

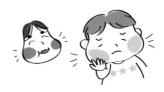

（2）どんな症状があるのか

- 耳の下（耳下腺）や顎の下（顎下腺）が腫れて痛みが出ることもある．たいてい左右ともに腫れるが，片側だけのこともある．腫れは1〜3日でピークとなり，その後1週間ほどで腫れは消失する．
- 熱は3〜4日で落ち着く．
- 合併症として，無菌性髄膜炎・脳炎，感音性難聴，精巣上体炎・睾丸炎または卵巣炎がある．20,000例に1例程度に難聴を合併するといわれており，頻度は少ないが永続的な障害となるので重要な合併症の一つである．思春期後の男性で，精巣上体炎・睾丸炎を合併しても，不妊はまれである．女性の卵巣炎の場合，その後の不妊との関連は不明である．

（3）注意すること

- ウイルスの排泄は耳下腺腫脹前7日から腫脹後9日間である．感染力が強いのは，耳下腺腫張前3日から耳下腺腫張後4日である．
- 予防接種が任意であるため集団感染を起こしやすい．

咽頭結膜熱（プール熱）
（1）どんな疾患なのか

- 原因：アデノウイルス．
- 感染経路：飛沫感染，接触感染．
- 夏に流行することがあり，プールの水を介して感染するので，俗にプール熱といわれている．
- 潜伏期間：2〜14日．

（2）どんな症状があるのか

- 高熱が4〜5日続き，のどの痛みが強く（咽頭炎），目も赤く（結膜炎）なる．
- 頭痛，吐気，腰痛，下痢を伴うこともある．

（3）注意すること

- 咽頭結膜熱にかかった子どもの気道，糞便，結膜などからウイルスを排泄している．
- 症状回復後も長時間便中にウイルスが排出されているため，おむつ等の排泄物の取り扱いには注意する．

マイコプラズマ肺炎

（1）どんな疾患なのか

- 原因：マイコプラズマという病原体によって起こる肺炎．
- 感染経路：飛沫感染．
- 潜伏期間：14 ～ 21 日．
- その他：自然治癒傾向の肺炎であるが，マクロライド系抗菌薬の投与で症状の持続期間を短縮することができる．

（2）どんな症状があるのか

- 乾いた咳が強く，熱が出ることが多いが，時に微熱程度のこともある．

手足口病

（1）どんな疾患なのか

- 原因：コクサッキーウイルス A16 が大多数，エンテロウイルス 71，CA10，CA5 など．
- 感染経路：飛沫感染，接触感染，経口感染．
- 潜伏期間：3 ～ 6 日．
- その他：乳幼児によくみられ，春から夏にかけて流行する．

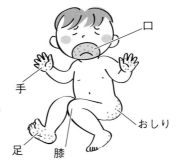

（2）どんな症状があるのか

- 熱はあまり出ないが，時に高熱になることがある．その後，口腔痛や咽頭痛があり，病気の名前の通り，手のひら・足の裏・口の中（手背・手掌・指間・趾間・足背・足底）に小さな水ぶくれ（水疱性丘疹）ができ，まれに，おしりや膝に出ることがある．
- 丘疹の出現は多様であり，手・足・口の3か所全部に出ないこともある．
- 口腔粘膜の水疱はアフタ様病変を生じ，疼痛を伴う．
- 2 ～ 4 日で水疱は乾燥し，丘疹はかさぶた（痂皮）となり，7 ～ 10 日で瘢痕を残さず治癒する．

（3）注意すること

- 下痢を伴うこともある．
- 症状消失後も飛沫や鼻汁からは 1 ～ 2 週間，便からは数週～数か月，ウイルスが排出されるので，おむつ等の排泄物の取り扱いには注意する．

- 手足口病は熱がなければ登園が可能な疾患であるが，口の中が痛いときは，しみるもの，熱いもの，塩味や酸味の強いもの，固い食物は控える．

伝染性紅斑（りんご病）

（1）どんな疾患なのか

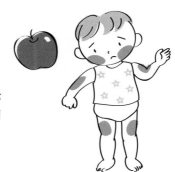

- 原因：ヒトパルボウイルス B19.
- 感染経路：飛沫感染.
- 潜伏期間：4 ～ 14 日.
- その他：学童期前後の小児に起こる流行性発疹症である．感染力は発疹出現前の潜伏期間に強く，発疹出現後は低下する.

（2）どんな症状があるのか

- 一般的にりんご病といわれているように，顔がりんごのように赤くなる．太もも（大腿）や腕に赤い斑点やまだら模様がみられる．その後，次第に癒合して，1～2日で消失する.

（3）注意すること

- 運動して体が熱くなる，日光に長く当たる，熱いお風呂に長く入るなどすると赤みが長引くことがある.
- 子どもの場合，あまり熱は出ないが，大人がかかると熱が出たり腰や膝が痛むこともある.
- 特に妊婦への感染を防止することが重要である．日本での成人の抗体保有率は 20 ～ 50％であり，妊婦の半数以上は免疫を持たないため，感染する危険性がある．このため，保育所内で発生した場合には，すぐに保護者にこれを知らせ，子どもの送迎時等における感染防止策を講じる．妊娠中の職員については，流行が終息するまでの間休ませるなど，勤務形態に配慮することが望まれる．罹患した場合の登園の目安は，「全身状態が良いこと」である.

ウイルス性胃腸炎

- 原因：ノロウイルス，ロタウイルス，アデノウイルスなど.
- 感染経路：経口感染，飛沫感染，接触感染.
- 潜伏期間：ノロウイルスは 12 ～ 48 時間．ロタウイルスは 1 ～ 3 日.
- その他：冬に流行する小児の胃腸炎は，ほとんどがウイルス性である.

（1）ノロウイルス感染症

①どんな疾患なのか

- ノロウイルスは，非常に感染力が強く，乳幼児から高齢者に至る幅広い年齢層の急性胃腸炎の病原ウイルスである.
- 特に冬季に流行し，ウイルス性食中毒の集団発生の原因である.

- ノロウイルスで汚染された飲料水や食物(生カキ,サラダなど)や,感染者の嘔吐物や糞便で汚染されたものから感染を受ける.
- 患者の嘔吐物等が乾燥すると,ウイルスが空中を漂い,鼻腔や口に入って感染することもある.

②どんな症状があるのか

- 嘔吐,下痢,腹痛,発熱等の症状が出る.通常3日以内に回復する.
- けいれん,肝炎,まれに脳症を併発することがある.

③注意すること*1

- ノロウイルスは物理化学的抵抗性が非常に強いため,感染・食中毒の予防を困難にしている.
- 消毒方法として,逆性石けんやアルコールの消毒効果は十分ではなく,85℃で1分間以上の加熱または次亜塩素酸ナトリウムによる消毒が有効である.次亜塩素酸ナトリウムの濃度は,有機物の少ないときは0.02%,嘔吐物や糞便では0.1%以上が必要である.次亜塩素酸ナトリウムには金属腐食性があるため,金属を消毒する際は使用を避け,加熱消毒にする.また,次亜塩素酸ナトリウムは,揮発性で,塩素ガスが発生するため,窓を開けて換気する必要がある.

*1
消毒方法や予防対策については,厚生労働省のガイドラインなどを活用し,新しい情報を得ることが大切である.

(2)ロタウイルス感染症

①どんな疾患なのか

- 冬から春にかけて乳児の急性下痢の原因となることが多い.
- 経口感染,接触感染および飛沫感染である.感染力は強く,集団感染を引き起こしやすい.
- ロタウイルスは3歳未満の乳幼児が中心である.

②どんな症状があるのか

- 突然の激しい嘔吐と,水様性下痢便(しばしば白色便となる)を繰り返すのが特徴的で,発熱を伴うこともある.その結果として重度の脱水症になることがある.
- 症状は数日から1週間ぐらいで軽快するが,脳炎・脳症などの合併症をきたすこともある.

(3)ウイルス性胃腸炎で注意すること

- 症状消失後も2〜3週間にわたって糞便からウイルスが排泄されるので,おむつ等の排泄物の取り扱いに注意する.
- ノロウイルスの流行期(晩秋から初春にかけて)に嘔吐・下痢の症状やロタウイルス感染症の症状のある子どもは,すみやかに別室で保育する.
- 嘔吐物や下痢便の処理の際には,できるかぎり子どもを遠ざける.
- 保護者には,嘔吐・下痢等の症状が治まり,普段の食事ができるまで登園を避けるよう依頼する.
- 症状回復後も感染力を有していることや,回復に時間を要する感染症であることにも十分留意する必要がある.

ヘルパンギーナ

(1)どんな疾患なのか

- 原因：乳幼児に流行するいくつかのウイルスによって流行する夏かぜの一種.
- 感染経路：飛沫感染，接触感染，経口感染.
- 潜伏期間：3〜6日.

(2)どんな症状があるのか

- 38〜40℃の突然の発熱で，2〜3日続く.
- のどの奥(咽頭)や口の中(口腔粘膜)に水ぶくれ(水疱)や潰瘍ができる.

(3)注意すること

- 熱が下がって，口の中の痛みが消失すると登園となるが，念のため，口の中の痛みが残っているか保護者に確認し，痛みが残っている場合には，食事の際，刺激にならない食物を選ぶ.
- 症状消失後も飛沫や鼻汁からは1〜2週間，便からは数週〜数か月間ウイルスが排出されるので，おむつの排便処理の際には手袋をするなど，取扱いに注意する.

RS ウイルス感染症

(1)どんな疾患なのか

- 原因：病原体であるRSウイルスが伝播することによって発生する呼吸器感染症.
- 感染経路：飛沫感染，接触感染.
- 感染力が強く，また再感染例等で典型的な症状を呈さずにRSウイルス感染と気づかれない軽症例も存在する.
- 潜伏期間：4〜6日.
- その他：秋から冬に流行する呼吸器感染症である．しかし，最近はほかの季節でも小流行があり注意が必要である．この感染症は，2歳までにほぼ100%の子どもがRSウイルスの初感染を受けるとされている．しかし，一度かかっても十分な免疫が得られず何度もかかることがあり，保護者や職員もよくかかる．乳幼児期においては非常に重要な疾患であり，特に生後数週間〜数か月間の時期においては母体からの移行抗体が存在するにもかかわらず，下気道の炎症を中心とした重篤な症状を引き起こすこともある.

(2)どんな症状があるのか

- 咳嗽，鼻汁などが2〜3日続いた後，細気管支に及んだ場合には，特徴的な病型である細気管支炎となり，呼気性喘鳴，多呼吸，陥没呼吸などを引き起こす.
- 心肺に基礎疾患がある子どもの場合には，しばしば遷延化，重症化する.
- 喀痰の貯留により無気肺を起こしやすい.

用語解説

無気肺

肺の拡張が制限され，肺の中に空気が入らないことが原因で，気管支の先端にある酸素と二酸化炭素を交換する袋(肺胞)の部分が委縮した肺のこと.

図 5-3-2 出席停止期間の算定について

　出席停止期間の算定では，解熱等の現象がみられた日は期間には算定せず，その翌日を 1 日目とする．「解熱した後 3 日を経過するまで」の場合，例えば，解熱を確認した日が月曜日であった場合には，その日は期間には算定せず，火曜日（1 日目），水曜日（2 日目）及び木曜日（3 日目）の 3 日間を休み，金曜日から登園許可（出席可能）ということになる．

「出席停止期間：解熱した後 3 日を経過するまで」の考え方

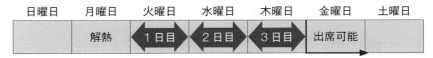

　また，インフルエンザにおいて「発症した後 5 日」という時の「発症」とは，一般的には「発熱」のことを指す．日数の数え方は上記と同様に，発症した日（発熱が始まった日）は含まず，その翌日から 1 日目と数える（下図）．「発熱」がないにも関わらずインフルエンザと診断された場合は，インフルエンザにみられるような何らかの症状がみられた日を「発症」した日と考えて判断する．
　なお，インフルエンザの出席停止期間の基準は，「"発症した後 5 日を経過"し，かつ"解熱した後 2 日（幼児にあっては 3 日）を経過"するまで」であるため，この両方の条件を満たす必要がある．

インフルエンザに関する出席停止期間の考え方

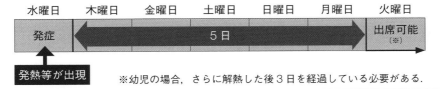

（厚生労働省. 保育所における感染症対策ガイドライン 2018（平成 30）年 3 月（2021 年（令和 3）年 8 月一部改訂））

（3）注意すること

- 年長児や成人の感染者は，症状は軽くても感染源になることがある．
- 保育所職員もかぜ症状のある場合には，鼻をかんだティッシュなどの分泌物の処理に気をつけ，手洗いをこまめに行う．

知っておきたい感染症

デング熱

　デング熱は，ウイルスに感染した患者を蚊が吸血すると，蚊の体内でウイルスが増殖し，その蚊が他者を吸血することでウイルスが感染する（蚊媒介性）．ヒトからヒトに直接感染するような病気ではなく，感染してもその後発症しないことが多くみられる．現在，デング熱に有効なワクチンはない．

狂犬病

　狂犬病は，狂犬病にかかった動物（罹患動物）に咬まれた部位から，唾液に含まれるウイルスが侵入して感染する．病名にイヌが入っているので，イヌにだけ咬まれないように注意してしまう人がいる．アジアでは主にイヌが多いが，世界の各地ではコウモリ，キツネなども狂犬病の媒介動物となる．

> **破傷風**
>
> 破傷風は，破傷風菌が原因となる．主に傷口に菌が入り込んで感染を起こし，毒素がさまざまな神経に作用する．感染した場合の死亡率は非常に高いが，ワクチン接種により，100%近く十分な抗体を獲得できると報告されている．

自己学習 ▶ 子どもに多い感染症とその対処

1. 非常に感染力が強いため，予防接種を受けていない子どもが（　　　）にかかった子どもと接触したときには，予防接種をするかどうか主治医と相談するように指導する．

2. 回復後，（　　　），（　　　），（　　　），（　　　）は糞便中にウイルスがあり，おむつ交換時などに注意が必要である．

3. （　　　）にかかっているまたは疑いのある子どもを妊婦や妊娠しているかもしれない人に近づけてはいけない．

4. （　　　）は，非常に感染力が強く，乳幼児から高齢者に至る幅広い年齢層の急性胃腸炎の病原ウイルスで，特に（　　　）に流行し，ウイルス性食中毒の集団発生の原因である．

5. 次の文は，乳幼児が感染性胃腸炎で嘔吐した場合の処理に関する記述である．最も適切な記述を一つ選びなさい（平成28年保育士試験筆記試験問題〈全国保育士要請協議会〉より）．

   ① 嘔吐物には感染症の原因となるウイルスが含まれている場合があるので取り扱いには注意する．

   ② 消毒には酸素系洗剤を薄めて使用する．

   ③ 嘔吐物を処理するときは，においやウイルスなどが拡散しないように保育室のドアを閉めて密閉する．

   ④ 処理後は，使用したエプロン・マスク・手袋などを消毒せず，すぐに洗濯する．

   ⑤ 嘔吐した子どもが，からかわれたりしないように，すぐに日常保育に復帰させる．

解答

[1] 麻疹
[2] 咽頭結膜熱，手足口病，ウイルス性胃腸炎，ヘルパンギーナ
[3] 風疹
[4] ノロウイルス，冬季
[5] ①

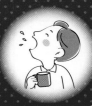
学習のポイント

1. 集団生活における日常の感染対策と感染症発生時の具体的対処方法を知る.

- 保育所・幼稚園など集団生活の場では，一人の子どもが感染症にかかるとほかの多くの子どもに感染が拡大する恐れがある．したがって，感染症の発生が疑われた，あるいは明らかとなった時点で，その感染症に応じた適切な対処が求められる．

日常の感染対策

- 子どもの感染症歴と予防接種状況を把握しておく.
- 登園時には子どもの顔色，機嫌，表情，活動性などの全身状態および感染症状について観察する（図 5-4-1）.
- 登園時に朝の体温や家庭での様子，食欲などについて家族に確認する.
- 手洗いやうがいの徹底，食事中の飛沫対策，教室内や玩具の清潔*1 を図り，感染を予防する.
- 子どものマスク着用については，状況に応じて判断する*2.
- 地域や保育所・幼稚園内（子ども・子どもの家族・職員・業者など）の感染症発生状況を把握し，保護者に情報を提供するとともに注意を呼びかける*3.

感染症の疑いのある子どもへの対処

- 保育中に発熱や発疹などの症状がみられた場合には，ほかの子どもに感染しないよう保健室などの別室に移動させ，病状を的確に把握する.
- 子どもの体温や症状などは，時間とともに記録しておく.
- 必要時，嘱託医等に相談をして指示を受ける.
- 保護者に連絡をとり，状況を説明するとともに医療機関の受診を勧める.
- 保護者からの受診結果を待ち，感染症の発生に備える.

感染症発生時の対処（図 5-4-2）

- 保護者からの連絡により感染症の発生が明らかになったら，感染した子どもの保護者に登園のめやすについて説明する.

*1
COVID-19 の感染予防のために玩具の清潔を保つには，1 日 1 回アルコールで拭くことが目安となる.

*2
子どものマスク着用
厚生労働省は WHO（世界保健機構）のガイダンスを参考に，2 歳以下の着用は窒息や熱中症のリスクがあることから推奨しないこと，また 2 歳以上であっても周囲の大人が子どもの体調に十分注意を払ったうえで着用することとしている.

*3
COVID-19 においては，職員や保護者から子どもに感染が拡大するケースが多くみられているため，職員や子どもの家族，施設に出入りする関係者の状況把握も重要である.

▶登園のめやす
・【参照：第5章-3.
小児に多い感染症と
その対処 p.113, 114】

＊4
意見書
麻疹（はしか）・風疹（三
日はしか）・水痘（水ぼ
うそう）・流行性耳下腺
炎（おたふくかぜ）・結
核・百日咳・インフルエ
ンザ・咽頭結膜熱（プー
ル熱）・流行性角結膜炎
（はやり目）・腸管出血性
大腸菌感染症（O-157）
は，登園可能であること
を記した医師の意見書
が必要となる．なお，
意見書の書式は，各自
治体や保育所で作成さ
れている．（→ p.113）

＊5
登園届
溶連菌感染症・マイコ
プラズマ肺炎・手足口
病・伝染性紅斑（りんご
病）・ウイルス性胃腸
炎・ヘルパンギーナ・
RSウイルス感染症・ヘ
ルペス（帯状疱疹）・突
発性発疹は，医師の診
断に従って保護者が登
園届を記載する．書式
は，意見書と同様に各
自治体や保育所で作成
されている．（→ p.114）

＊6
COVID-19の場合，保
健所の指示のもと，濃
厚接触者への対応が必
要となる．

図 5-4-1 ▶ 観察すべき子どもの症状

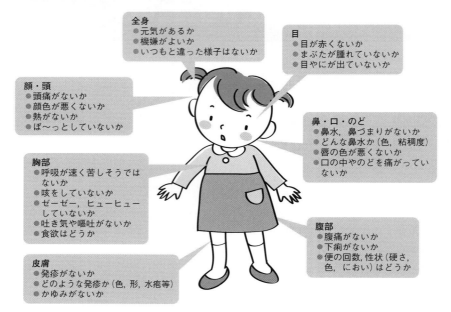

全身
●元気があるか
●機嫌がよいか
●いつもと違った様子はないか

目
●目が赤くないか
●まぶたが腫れていないか
●目やにが出ていないか

顔・頭
●頭痛がないか
●顔色が悪くないか
●熱がないか
●ぼ〜っとしていないか

鼻・口・のど
●鼻水，鼻づまりがないか
●どんな鼻水か（色，粘稠度）
●唇の色が悪くないか
●口の中やのどを痛がっていないか

胸部
●呼吸が速く苦しそうではないか
●咳をしていないか
●ゼーゼー，ヒューヒューしていないか
●吐き気や嘔吐がないか
●食欲はどうか

腹部
●腹痛がないか
●下痢がないか
●便の回数，性状（硬さ，色，におい）はどうか

皮膚
●発疹がないか
●どのような発疹か（色，形，水疱等）
●かゆみがないか

● 登園のめやすは，「学校保健安全法」に示されている．また，「保育所における感染症対策ガイドライン」には，登園の際に，
　①子どもの健康（全身）状態が保育所での集団生活に適応できる状態まで回復していること．
　②保育所内での感染症の集団発生や流行につながらないこと．
　について確認することが必要であると示されている．

● 必要に応じて医師の意見書（診断書）＊4 あるいは登園届＊5（図 5-4-3）の提出を依頼する．

● 嘱託医の指示を受け，全職員で予防策を話し合う．

● 感染した子どもや職員と接触した，あるいは接触した可能性のある子どもを明確にし，症状の観察をする＊6．特に，きょうだいがいる場合は，注意して観察する．

● 施設内の掲示，一斉メールなどですべての子どもの保護者に感染症の発生日時と状況を連絡し，子どもの健康状態への注意を呼びかける（図 5-4-4）．

● 感染症発生後に欠席者がいた場合には，欠席理由について把握する．

● 保育中は，発生した感染症の潜伏期間をふまえて子どもたちの状態を観察し，症状の早期発見に努める．

● 感染の拡大防止のため，子どもおよび職員の手洗い，うがいを徹底する．特に，対象が年少児の場合は，おむつ交換や排泄援助時の使い捨て手袋の着用，援助後の手洗いを徹底する．

● 感染症，学校伝染病については，保健所に連絡をし，保健所の指示に基づいて消毒などの処置を行う．

● 嘱託医と相談のうえ，必要に応じて臨時健康診断を行う．

● 欠席児童の人数，欠席理由，受診状況，診断名，回復までの日数など，発生時からの状況を記録に残しておく．

図 5-4-2 ▶ 感染症発生時の対処

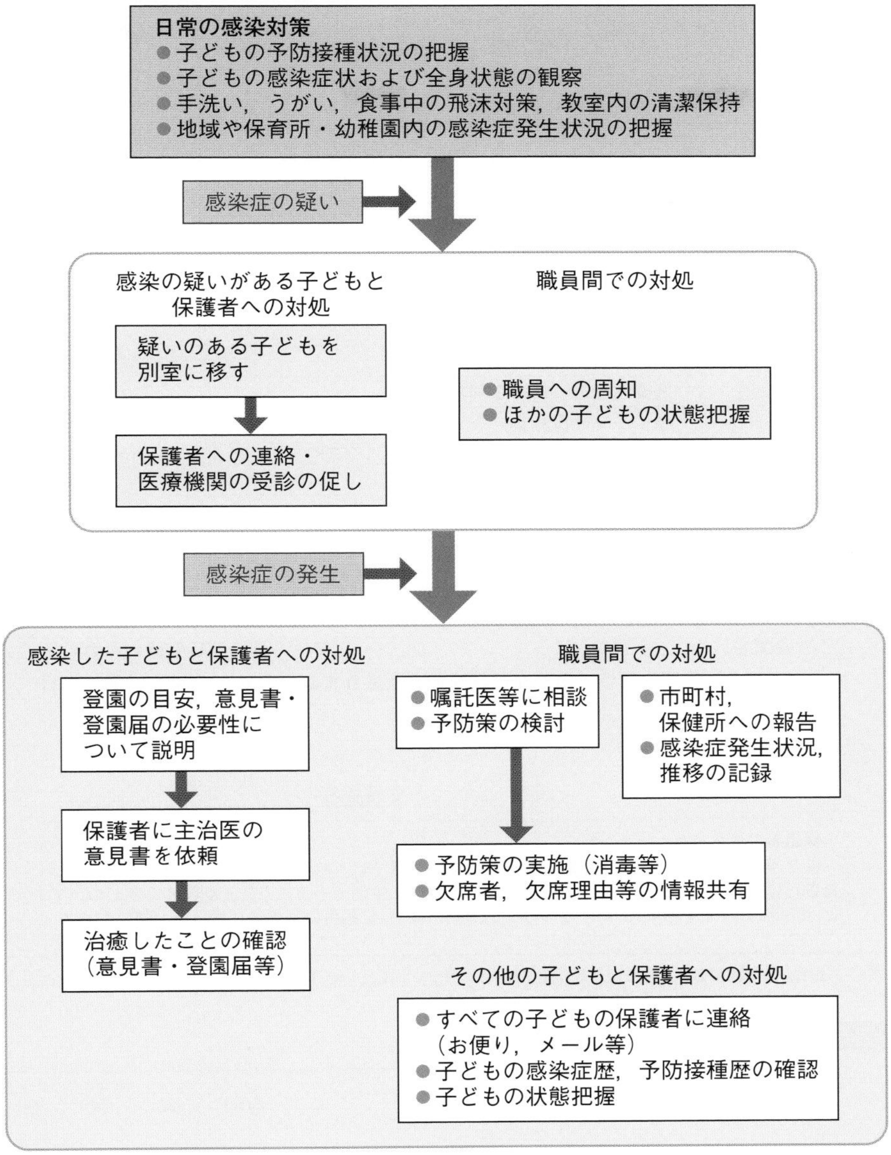

日常の感染対策
- 子どもの予防接種状況の把握
- 子どもの感染症状および全身状態の観察
- 手洗い，うがい，食事中の飛沫対策，教室内の清潔保持
- 地域や保育所・幼稚園内の感染症発生状況の把握

感染症の疑い ➡

感染の疑いがある子どもと保護者への対処

| 疑いのある子どもを別室に移す |

| 保護者への連絡・医療機関の受診の促し |

職員間での対処
- 職員への周知
- ほかの子どもの状態把握

感染症の発生 ➡

感染した子どもと保護者への対処

| 登園の目安，意見書・登園届の必要性について説明 |

| 保護者に主治医の意見書を依頼 |

| 治癒したことの確認（意見書・登園届等） |

職員間での対処
- 嘱託医等に相談
- 予防策の検討

- 市町村，保健所への報告
- 感染症発生状況，推移の記録

- 予防策の実施（消毒等）
- 欠席者，欠席理由等の情報共有

その他の子どもと保護者への対処
- すべての子どもの保護者に連絡（お便り，メール等）
- 子どもの感染症歴，予防接種歴の確認
- 子どもの状態把握

自己学習 ▶ 集団生活における感染症発生時の対処

1. 集団生活における日常の感染対策として必要な事柄を挙げなさい．
2. 集団生活の場で感染症の発生が確認されたときの対処方法について述べなさい．

解答

[1] 子どもの予防接種状況の把握，子どもの感染症状および全身状態の観察，手洗い・うがい・教室内の清潔保持，地域や保育所，幼稚園内の感染症発生状況の把握．

[2] p.123「感染症発生時の対処」および図 5-4-2 を参照．

図 5-4-3 ▶ 保護者の登園届（参考様式）

> <参考様式>
>
> 登 園 届（保護者記入）
>
> 保育所施設長殿
>
> 入所児童氏名 ＿＿＿＿＿＿＿＿＿
>
> 　年　　　月　　　日 生
>
> **病名**：該当疾患に ✓ をお願いします
>
> | | |
> |---|---|
> | | 溶連菌感染症 |
> | | マイコプラズマ肺炎 |
> | | 手足口病 |
> | | 伝染性紅斑（りんご病） |
> | | ウイルス性胃腸炎
（ノロウイルス，ロタウイルス，アデノウイルス等） |
> | | ヘルパンギーナ |
> | | RS ウイルス感染症 |
> | | 帯状疱しん |
> | | 突発性発しん |
>
> （医療機関名）＿＿＿＿＿＿＿＿＿＿＿＿＿＿（　　年　　月　　日受診）において
> 病状が回復し，集団生活に支障がない状態と判断されましたので　　年　　月　　日
> より登園いたします．
>
> 　　　　　　　　　　　　　　　　　　　　　　　　　　年　　　月　　　日
>
> 保護者名 ＿＿＿＿＿＿＿＿＿
>
> ※保護者の皆さまへ
> 　保育所は，乳幼児が集団で長時間生活を共にする場です．感染症の集団での発症や流行をできるだけ防ぐことで，一人一人の子どもが一日快適に生活できるよう，上記の感染症については，登園のめやすを参考に，かかりつけ医の診断に従い，登園届の記入及び提出をお願いします．

（厚生労働省．保育所における感染症対策ガイドライン 2018（平成 30）年 3 月（2021 年（令和 3）年 8 月一部改訂））

図 5-4-4 ▶ 感染症周知の連絡表（例）

> 　　　　　　　　　　　　　　　　　　　　　　　令和　　年　　月　　日
>
> お知らせ
>
> 感染者の状況：水ぼうそう（水痘）　○くみ……1 名
>
> 　本日，水ぼうそうの発症が確認されました．
> 　水ぼうそうは，くしゃみや咳などからほかの人に感染する病気です．この病気は，症状が出る前からほかの人を感染させる力をもっているため，今症状がなくても今後症状が現れてくる可能性があります．症状は，体や頭に赤い発疹が現れ，発疹の中心に水を含んでいることが特徴です．
> 　お子さんの体調を気をつけて観察していただき，症状が現れたときには登園を控え，早めに医療機関を受診していただきますよう，お願いいたします．
>
> 　　　　　　　　　　　　　　　　　　　　　　　　　　　　　○○保育所

5 予防接種

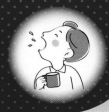

学習のポイント

1. 定期予防接種と任意予防接種には，どのようなものがあるのかを理解する．
2. 予防接種による特徴的な副反応について理解する．
3. 集団生活における予防接種の必要性および保育士・幼稚園教諭の役割について理解する．

- 予防接種とは，生きた病原体の毒素を弱めてつくった生ワクチンや病原体の毒性をなくした不活化ワクチンをヒトに接種することで，その感染症に対する免疫を獲得させるものである．
- 日本では，1948 年に予防接種法が制定され，その後の感染症の発生状況や生活環境の変化，医療の進歩などに対応して予防接種法の改正が行われている．

予防接種の意義とその必要性

- 予防接種には，個人の健康保持・増進と社会全体の感染症の流行防止という 2 つの目的がある．
- 予防接種をすることにより，個人の感染症予防や感染症にかかったときの症状を軽くすることができる．
- 国民全体に感染症が蔓延することは社会経済に大きな被害を与えるため，予防接種により国民全体の免疫水準を維持することが重要である．

（1）集団生活における予防接種の重要性

- 乳幼児は免疫力が低いため，集団生活の中で感染が拡大しやすい．
- 乳幼児が感染すると合併症や後遺症を残す可能性がある．
- 特に，保育所には定期予防接種の年齢に満たない子どもが多くいるため，年長の子どもから未接種の子どもに感染が広がりやすい．
- 集団生活の場を安全な環境に保つためには，予防接種による感染の予防や感染の拡大防止が重要である．

予防接種についての最新情報

・厚生労働省：予防接種情報　https://www.mhlw.go.jp/stf/seisakunitsuite/bunya/kenkou_iryou/kenkou_kekkaku-kansenshou/yobou-sesshu/index.html

・国立感染症研究所：予防接種情報　https://www.niid.go.jp/niid/ja/vaccine-j.html

予防接種の種類と方法

- ワクチンには，生ワクチンと不活化ワクチンの2種類がある．
- 生ワクチンとは，生きた病原体（ウイルス・細菌）の毒性を弱めたものであり，1〜2回の接種で一生涯免疫が得られるものが多い．
- 不活化ワクチンとは，病原体を殺して必要な成分のみを取り出したものであり，2〜3回の基礎免疫をつけた後に免疫効果をあげるための追加免疫（追加接種）をする．
- 予防接種には，全員が受ける定期予防接種（勧奨接種）と希望者が受ける任意予防接種とがある．
- 定期予防接種は自己負担がないが，任意予防接種は自己負担や各自治体の助成金でまかなわれている．

（1）定期予防接種(表5-5-1)

①インフルエンザ菌b型（Hib）ワクチン

ⅰ）ワクチンの種類

- インフルエンザ菌b型感染症，特に感染による細菌性髄膜炎，喉頭蓋炎を予防するための不活化ワクチンである[*1]．
- WHO（世界保健機構）が定期接種を勧告しているワクチンである．

ⅱ）対象者

- 生後2か月〜5歳未満．

ⅲ）標準的な接種時期と接種方法

- 初回：初回接種の開始が生後2〜7か月未満の子どもは3回，生後7か月〜1歳未満の子どもは2回を27〜56日の間隔で接種する（初回接種は1歳未満に完了する）．
- 追加：初回接種終了後7か月〜1年1か月の間に1回行う．
- 年齢が大きいほど抗体ができやすいため，初回接種の開始が1〜5歳未満の場合は1回のみ接種する．
- 感染者の約半数は0歳であるため，早期に接種することが望ましい．

ⅳ）主な副反応

- 接種部位の発赤・腫れ・硬結・疼痛，発熱，不機嫌，食欲不振などの症状が出現することがある．

②小児肺炎球菌結合型ワクチン（PCV）

ⅰ）ワクチンの種類

- 肺炎球菌感染症，特に感染による細菌性髄膜炎や肺炎を予防するための不活化ワクチンである[*2]．

ⅱ）対象者

- 生後2か月〜5歳未満．

ⅲ）標準的な接種時期と接種方法

- 初回：初回接種の開始が生後2〜7か月未満の子どもは3回，生後7か月〜1歳未満の子どもは2回を27日以上の間隔をあけて接種する．初回接種は2歳未満に完了する．

＊1
2013年4月1日より定期予防接種として導入された．

＊2
2013年4月1日より定期予防接種として導入された．

- 追加：初回接種終了後 60 日以上あけて，1 歳以降に 1 回行う．
- 初回接種の開始が 1～2 歳未満の子どもは 60 日以上の間隔をあけて 2 回，2～5 歳未満の子どもは 1 回接種する．
- 感染者の約半数が 1 歳までに発症するため，早期に接種することが望ましい．

iv）主な副反応

- 接種部位の腫れ，紅斑，発熱などがみられることがある．

③ B 型肝炎（HB）ワクチン

ⅰ）ワクチンの種類

- B 型肝炎ウイルスの感染を予防するための不活化ワクチンである*3.

ⅱ）対象者

- 1 歳未満．

ⅲ）標準的な接種時期と接種方法

- 生後 2～9 か月未満に 3 回接種する．
- 生後 2 か月～14 週 6 日までに初回接種し，初回接種終了後 27 日以上の間隔をあけて 2 回目を接種する．さらに，初回接種から 139 日以上の間隔をあけて 3 回目を接種する．
- 母子感染の可能性がある乳児に対しては，生後 12 時間以内を目安として接種を開始する．

ⅳ）主な副反応

- 接種部位の疼痛，軽い発熱がみられることがある．

④ ジフテリア・百日咳・破傷風・ポリオ（DPT-IPV）四種混合ワクチン

- ジフテリア・百日咳・破傷風（DPT）三種混合ワクチン．
- ジフテリア・破傷風（DT）二種混合ワクチン．
- 不活化ポリオ（IPV）ワクチン．

ⅰ）ワクチンの種類

- ジフテリア（D：Diphtheria），百日咳（P：Pertussis），破傷風（T：Tetanus），不活化ポリオ（IPV：Inactivated Polio Vaccine）を予防する不活化ワクチンである*4.5.

ⅱ）対象者

- 1 期（DPT-IPV または DPT+IPV）：生後 3 か月～7 歳 6 か月未満．
- 2 期（DT）：11～13 歳未満．

ⅲ）標準的な接種時期と接種方法

- 1 期初回：生後 3 か月～1 歳未満に 20～56 日の間隔で 3 回接種する．
- 1 期追加：初回接種終了後 12～18 か月の間に 1 回接種する．
- 2 期：11～12 歳未満に DT ワクチンを 1 回接種する．

ⅳ）主な副反応

- 接種回数が増えるとともに，接種部位の発赤・腫れ・硬結などの副反応の出現率が高くなるが，ほとんどの場合自然に治癒する．

⑤ 麻疹（はしか）ワクチン，風疹（三日はしか）ワクチン，麻疹・風疹混合（MR）ワクチン

ⅰ）ワクチンの種類

- 麻疹ウイルスと風疹ウイルスを予防するための生ワクチンである．

*3
2016 年 10 月 1 日より定期予防接種として導入された．

*4
2012 年 11 月 1 日より定期予防接種として導入された．2012 年 11 月以前は，ジフテリア・百日咳・破傷風（DPT）三種混合ワクチンあるいはジフテリア・百日咳（DP）二種混合ワクチンであり，ポリオワクチンは単一で接種されていた．

*5
2018 年よりジフテリア・百日咳・破傷風（DPT）三種混合ワクチンの再使用が可能になり，三種混合ワクチン（DPT）と不活化ポリオワクチン（IPV）を組み合わせて接種することができるようになった．

ⅱ）対象者
- 1期：1〜2歳未満.
- 2期：5〜7歳未満であり，小学校就学前の1年間にある子ども.

ⅲ）標準的な接種時期と接種方法*6
- 1期：対象時期に1回接種する.
- 2期：対象時期に1回接種する.
- 保育所，幼稚園などの集団生活の場で感染が広がりやすいため，1期は1歳になったらなるべく早く接種することが望ましい.

ⅳ）主な副反応
- 接種後5〜14日後に軽い発熱やはしか様の発疹，リンパ節の腫れ，関節の痛みなどがみられることがある.
- まれに熱性けいれんや脳炎を起こすことがある.

⑥ 日本脳炎ワクチン

ⅰ）ワクチンの種類
- 日本脳炎ウイルスを予防するための不活化ワクチンである.

ⅱ）対象者
- 1期：生後6か月〜7歳6か月未満.
- 2期：9〜13歳未満.

ⅲ）標準的な接種時期と接種方法
- 1期初回：3〜4歳未満に6〜28日の間隔で2回接種する.
- 1期追加：1期初回接種終了後，概ね1年後（4〜5歳未満）に1回接種する.
- 2期：9〜10歳未満に1回接種する.
- 日本には，北海道を除くすべての地域に日本脳炎ウイルスをもつ蚊がいるため，3歳を過ぎたら早めに接種することが望ましい.

ⅳ）主な副反応
- 接種部位の発赤・腫れ・疼痛，発熱がみられることがある.
- 極めてまれではあるが，接種後に急性散在性脳脊髄炎（ADEM）を発症することがある.

⑦ BCG ワクチン

ⅰ）ワクチンの種類
- 乳幼児期の重症結核（結核性髄膜炎，粟粒結核）を予防するための生ワクチンである.

ⅱ）対象者
- 1歳未満.

ⅲ）標準的な接種時期と接種方法
- 生後5〜8か月未満に1回接種する.
- 管針法（スタンプ方式）で上腕の2か所に押し付けて接種する. 接種後はしっかり乾燥するまで触らないようにする.

ⅳ）主な副反応
- 接種後10日ごろから針跡部分に赤みや膨らみが生じ，化膿することもある. 反応は，接種後1か月ごろに強く現れ，その後かさぶたになって（痂皮化）接種後3か月ごろまでには小さな痕を残すのみとなる.

*6
2007年春に10歳代から20歳代の年齢層にはしかが流行したことを受け，厚生労働省が2008年4月から2013年3月までの5年間は3期・4期の接種期間を設けていた.

- 接種部位の皮膚が赤くめくれることがあるが，清潔を保てば自然に治る．
- まれに，結核疹様病変や骨炎，全身性 BCG 炎を発症することがある．

⑧水痘（水ぼうそう）ワクチン

ⅰ）ワクチンの種類

- 水痘・帯状疱疹ウイルスの感染を予防するための生ワクチンである[7]．

ⅱ）対象者

- 1〜3 歳未満．

ⅲ）標準的な接種時期

- 1 歳〜1 歳 3 か月未満に 1 回接種し，初回接種終了後 6〜12 か月の間隔をおいて 2 回目を接種する．
- 保育所，幼稚園などの集団生活の場で感染が広がりやすいため，1 歳になったらなるべく早く接種することが望ましい．

ⅳ）主な副反応

- 接種 1〜3 週間後に発熱や発疹が出現することがあるが，自然に治ることが多い．

⑨ヒトパピローマウイルス（HPV，子宮頸がん予防）ワクチン

ⅰ）ワクチンの種類

- 子宮頸がんの原因とされるヒトパピローマウイルス 16 型・18 型の感染を予防するための不活化ワクチンである[8]．
- 日本で承認されているワクチンは，サーバリックス®（HPV16・18 型）とガーダシル®（HPV6・11・16・18 型）の 2 種類である[9]．

ⅱ）対象者

- 13 歳になる日が属する年度の初日から当該年度の末日にある女性．

ⅲ）標準的な接種時期と接種方法

- サーバリックス®は，初回，初回から 1 か月後，6 か月後の 3 回接種する．
- ガーダシル®は，初回，初回から 2 か月後，6 か月後の 3 回接種する．

ⅳ）主な副反応

- 軽度の発熱，接種部位の発赤・腫れ・疼痛，恐怖・興奮などによる失神がみられることがある．
- その他，ワクチンとの関係が否定できない副反応として，アナフィラキシー，ギラン・バレー症候群，急性散在性脳脊髄炎（ADEM），複合性局所疼痛症候群が報告されている．

⑩ロタウイルスワクチン

ⅰ）ワクチンの種類

- 重症胃腸炎を引き起こすロタウイルスの感染を予防するための経口生ワクチンである[10]．
- 日本で承認されているワクチンは，ロタリックス®とロタテック®の 2 種類である[11]．

ⅱ）対象者

- ロタリックス®：生後 6〜24 週．
- ロタテック®：生後 6〜32 週．

*7
2014 年 10 月 1 日より定期予防接種として導入された．

*8
接種後にワクチンとの因果関係を否定できない持続的疼痛が特異的にみられたことから，2013 年 6 月 14 日に開催された厚生科学審議会予防接種・ワクチン分科会副反応検討部会，薬事・食品衛生審議会（医薬品等安全対策調査会）において，国民に適切な情報提供ができるまでの間，定期予防接種を積極的に勧奨すべきではないとされている．

*9
サーバリックス®はグラクソ・スミスクライン株式会社が供給している 2 価ワクチンである．また，ガーダシル®は MSD 株式会社が供給している 4 価ワクチンである．

薬の名前などについている®は，その名称が商品名であることを示す（登録商標）．

*10
2020 年 10 月 1 日より定期予防接種として導入された．

*11
ロタリックス®はグラクソ・スミスクライン株式会社が供給している単価ワクチンである．ロタテック®は MSD 株式会社が供給している 5 価ワクチンである．

表 5-5-1 ▶ 定期予防接種の種類と方法

ワクチンの種類	対象者	標準的な接種時期と接種方法	
インフルエンザ菌b型 (Hib)：不活化ワクチン	生後 2 か月～5 歳未満	接種開始月齢	【生後 2～7 か月未満】 　初回：27～56 日の間隔で 3 回接種 　（3 回目の接種は 1 歳未満に完了する） 　追加：初回（3 回目）接種終了後 7 か月～1 年 1 か月の間に 1 回 【生後 7 か月～1 歳未満】 　初回：27～56 日の間隔で 2 回接種 　（2 回目の接種は 1 歳未満に完了する） 　追加：初回（2 回目）接種終了後 7 か月～1年1 か月の間に 1 回 【1～5 歳未満】 　1 回接種
小児肺炎球菌結合型 (PCV)：不活化ワクチン	生後 2 か月～5 歳未満	接種開始月齢	【生後 2～7 か月未満】 　初回：27 日以上の間隔で 3 回接種 　（3 回目の接種は 2 歳未満に完了する） 　追加：初回（3 回目）接種終了後 60 日以上の間隔で 1 歳～1 歳 3 か月に 1 回接種 【生後 7 か月～1 歳未満】 　初回：27 日以上の間隔で 2 回接種 　（2 回目の接種は 2 歳未満に完了する） 　追加：初回（2 回目）接種終了後 60 日以上の間隔で 1 歳以降に 1 回接種 【1～2 歳未満】 　60 日以上の間隔で 2 回接種 【2～5 歳未満】 　1 回接種
B 型肝炎：不活化ワクチン	1 歳未満		初回：生後 2 か月～14 週 6 日までに 1 回接種 2 回目：初回接種終了後 27 日以上の間隔をおいて接種 3 回目：初回接種終了後 139 日以上の間隔をおいて接種
ジフテリア (D) 百日咳 (P) 破傷風 (T) ポリオ (IPV) ：不活化ワクチン	DPT-IPV, DPT, IPV	1 期初回：生後 3 か月～7 歳 6 か月未満	1 期初回：生後 3 か月～1 歳未満に 20～56 日の間隔で 3 回接種
		1 期追加：生後 3 か月～7 歳 6 か月未満で，1 期初回（3 回目）終了後 6 か月以上の間隔をおく	1 期追加：初回（3 回目）接種終了後 12～18 か月の間に 1 回接種
	DT	2 期：11～13 歳未満	11～12 歳未満に 1 回接種
麻疹・風疹 (MR)：生ワクチン	1 期：1～2 歳未満		1 回接種
	2 期：5～7 歳未満であり，小学校就学前の 1 年間にある子ども		1 回接種
日本脳炎：不活化ワクチン	1 期：生後 6 か月～7 歳 6 か月未満		1 期初回：3～4 歳未満に 6～28 日の間隔で 2 回接種 1 期追加：1 期初回（2 回目）接種終了後，概ね 1 年後（4～5 歳未満）に 1 回接種
	2 期：9～13 歳未満		9 歳～10 歳未満に 1 回接種
BCG：生ワクチン	1 歳未満		生後 5～8 か月未満に 1 回接種
水痘（水ぼうそう）：生ワクチン	1～3 歳未満		初回：1 歳～1 歳 3 か月未満に 1 回接種 2 回目：初回接種終了後 6～12 か月の間隔をおいて 1 回接種
ヒトパピローマウイルス (HPV)：不活化ワクチン	13 歳になる日が属する年度の初日から当該年度の末日にある女性		サーバリックス® 　初回：1 回接種 　2 回目：初回接種から 1 か月後に接種 　3 回目：初回接種から 6 か月後に接種 ガーダシル® 　初回：1 回接種 　2 回目：初回接種から 2 か月後に接種 　3 回目：初回接種から 6 か月後に接種

ロタウイルス：経口生ワクチン	ロタリックス® 生後6～24週	初回：生後8～14週6日までに1回接種 2回目：初回接種終了後27日以上の間隔をおいて接種
	ロタテック® 生後6～32週	初回：生後8～14週6日までに1回接種 2回目：初回接種終了後27日以上の間隔をおいて接種 3回目：2回目接種終了後27日以上の間隔をおいて接種

予防接種についての最新情報
・厚生労働省：予防接種情報　https://www.mhlw.go.jp/stf/seisakunitsuite/bunya/kenkou_iryou/kenkou/kekkaku-kansenshou/yobou-sesshu/
・国立感染症研究所：予防接種情報　https://www.niid.go.jp/niid/ja/vaccine-j.html

表5-5-2 ▶ 任意予防接種の種類と方法

ワクチンの種類	対象者	標準的な接種時期と接種方法
インフルエンザ：不活化ワクチン	生後6か月～13歳未満	2～4週（4週が望ましい）の間隔をおいて2回接種
	13～65歳未満	1～2回接種 2回接種の場合は1～4週（4週が望ましい）の間隔をおいて接種
流行性耳下腺炎：生ワクチン	1歳以上	初回：1～2歳未満に1回接種 2回目：小学校就学前の1年間に1回接種

ⅲ）標準的な接種時期と接種方法
● ロタリックス®は，生後6～24週に27日以上の間隔をおいて2回接種する．
● ロタテック®は，生後6～32週に27日以上の間隔をおいて3回接種する．
● ロタリックス®，ロタテック®ともに，初回接種は生後8～14週6日までに行う．

ⅳ）主な副反応
● 下痢，発熱，嘔吐，不機嫌などの症状がみられることがある．
● 接種後1～2週間は腸重積症（ぐったりする，顔色が悪い，繰り返す嘔吐，血便，お腹の張り）を発症することがある．

（2）任意予防接種（表5-5-2）

①インフルエンザワクチン

ⅰ）ワクチンの種類
● インフルエンザワクチンは，HAワクチンともいわれ，A香港型・Aソ連型・B型の3種類が含まれる不活化ワクチンである．

ⅱ）対象者
● 65歳未満および60～65歳で厚生労働省が定めた基礎疾患のある者以外．

ⅲ）標準的な接種時期と接種方法
● 13歳未満の子どもは通常3～4週間の間隔をあけて2回接種する．
● 13歳以上65歳未満の者は，1～2回接種する．
● 65歳以上は1回接種する．
● インフルエンザが流行する前（11～12月ごろ）に受けることが望ましい．

iv）副反応

- 接種部位の赤み・痛み・腫れなどが生じることがある.

②流行性耳下腺炎（おたふくかぜ）ワクチン

ⅰ）ワクチンの種類

- ムンプスウイルスの感染を予防するための生ワクチンである.

ⅱ）対象者

- 1歳以上[*12].

ⅲ）標準的な接種時期と接種方法

- 1〜2歳未満に1回接種し，小学校就学前の1年間に2回目を接種する.
- 保育所，幼稚園などの集団生活の場で感染が広がりやすいため，1歳になったらなるべく早く接種することが望ましい.
- 思春期以降の男性がかかると精巣炎を起こし，不妊の原因となることがあるため，思春期以降でかかったことのない者は接種することが望ましい.

iv）主な副反応

- 接種2〜3週間後に，発熱や耳下腺の腫れ，鼻水などが出現することがあるが自然に治ることが多い.
- まれに，髄膜炎を起こすことがある.

（3）集団生活において接種が必要な予防接種

- 集団生活において定期予防接種が重要なことはもちろんであるが，任意予防接種の流行性耳下腺炎やインフルエンザも集団の中での感染伝播を予防するために重要である.

予防接種を受けるときの注意事項

（1）異なる種類のワクチンを接種する際の接種間隔（図5-5-1）

- 注射生ワクチン接種後，次の注射生ワクチンを接種する場合は27日以上の間隔をあける[*13].
- 同じ種類のワクチンの接種を複数回受ける場合は，それぞれのワクチンで決められている接種間隔を守る.
- 発熱や接種部位の腫れがないこと，体調がよいことを確認し，かかりつけ医に相談して接種間隔を決める.

（2）予防接種不適当者および予防接種要注意者

- 予防接種不適当者および予防接種要注意者については，予防接種法施行規則，定期接種実施要領，予防接種ガイドラインに示されている.

①予防接種不適当者

- 明らかな発熱（37.5℃以上）のある者.
- 重篤な急性疾患にかかっていることが明らかな者.
- その疾病の予防接種液の成分によってアナフィラキシーを呈したことが明らかな者.
- 麻疹・風疹の予防接種対象者については，妊娠していることが明らかな者.

図5-5-1 ▶ 予防接種の接種間隔

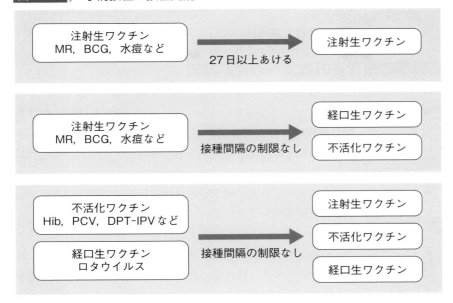

- BCGの予防接種対象者については，外傷等によるケロイドが認められる者.
- B型肝炎の予防接種対象者については，HBs抗原陽性の者の胎内または産道においてB型肝炎ウイルスに感染したおそれのある者で，抗HBs人免疫グロブリンの投与に併せて組換え沈降B型肝炎ワクチンンの投与を受けたことがある者.
- ロタウイルスの予防接種対象者については，腸重積の既往歴のあることが明らかな者，先天性消化管障害を有する者，重症複合免疫不全症の所見が認められる者.
- その他，予防接種を行うことが不適当な状態にある者.

②予防接種要注意者

- 心臓血管系疾患，腎臓疾患，肝臓疾患，血液疾患および発育障害などの基礎疾患を有する者.
- 過去の予防接種で接種後2日以内に発熱のみられた者，全身性発疹などのアレルギーを疑う症状を呈したことがある者.
- 過去にけいれんの既往のある者.
- 過去に免疫不全の診断がなされている者および近親者が先天性免疫不全症の者.
- 接種しようとする接種液の成分に対してアレルギーを呈するおそれのある者.
- BCGについては，過去に結核患者との長期の接触がある者，その他，結核感染の疑いのある者.

（3）予防接種後の注意事項

- 不活化ワクチン接種後1週間，生ワクチン接種後4週間は副反応の出現に注意する.

- 予防接種当日の入浴は，接種後1時間以上経過してからにし，接種部位をこすらないようにする．
- 接種当日は激しい運動を避ける．

（4）予防接種後の異常への対処方法

- 予防接種後には，副反応として全身反応と局所反応が起こりうる．
- 全身反応であるアナフィラキシーショックは，接種後30分以内に起こるため，保育所等で発現する可能性は低いが，蕁麻疹等のアレルギー反応や発熱，けいれん，脳症などは，注射直後から24時間以内，遅いと48時間以内に発現するため，保育所等で発現する可能性がある．
- 局所反応は，軽度であれば自宅で様子をみればよい．反応が強い場合や改善しない場合などは医療機関を受診する．

①注射部位の異常

- 不活化ワクチンの副反応として，接種直後から24時間以内，遅くとも48時間以内に注射部位が赤くなる，腫れる，硬くなる，痛くなるなどの症状がみられる．
- 赤みがある部位をこすったり，打撲したりしないよう注意する．
- 一般に赤み・腫れは3〜4日で消失するが，熱をもっていたり赤みが強いときには冷湿布を行う．

②発熱

- 冷却して様子を観察する．予防接種を受けた医師に相談し，指示に基づいて医療機関を受診する．

③発疹

- 多くの発疹は軽度であり，自然に改善するため経過観察でよい．改善しない場合は，専門医に相談する．

④アナフィラキシーショック

- 通常，接種後30分以内に起こるため，その間は接種した病院で様子をみる．病院を離れる場合には，すぐに医師に連絡がとれるようにしておく．
- 症状として，吐き気・嘔吐，胸痛，呼吸困難，血圧低下，意識障害などが出現する．
- 気道確保，酸素投与，補助呼吸，点滴などの処置が必要となる．
- 病院外で起こした場合は，気道確保をしたうえで救急車を呼ぶ．

⑤けいれん

- 服をゆるめて静かに寝かせ，手足の動きや呼吸の様子，持続時間などを観察する．
- けいれんが治まったら病院を受診する．けいれんが長引く場合は，救急車を呼んで病院に連れて行く．

⑥心停止

- 気道確保，人工呼吸，心臓マッサージを行い，救命を図る．
- 直ちに救急車を呼び，専門医療機関を受診する．

⑦保育所・幼稚園などで必要な観察と対処

- 登園時に保護者から，いつ，何の予防接種を受けたのか，予防接種後に全身

状態に変化がないか，保育中に注意することはないかを確認する．
- 保育中は，子どもの全身状態や注射部位の異常の有無を観察する．
- 子どもの状態に何か変化があれば保護者に連絡をし，予防接種を受けた病院に相談するよう説明する．

（5）健康被害救済制度
- 予防接種法に基づいて予防接種を受けた者が病気になり，障害の状態となったり死亡した場合には，厚生労働省の認定により医療費の給付などの救済制度がある．

予防接種スケジュール
- 国立感染症研究所の感染症情報センターが出している予防接種スケジュールを参考にして，かかりつけ医と相談のうえ個人のスケジュールを立てておくことが望ましい．

▶予防接種スケジュール
【参照：p.132表5-5-1】

（1）保育所・幼稚園などで必要な配慮
- 保育所，幼稚園，学校等の集団生活の場では，それぞれの子どもの感染症歴と予防接種状況を把握しておくことが必要である．
- 保護者には，かかりつけ医と相談して子ども個人の予防接種スケジュールを作成するよう常日頃から呼びかけておく．
- 感染症の流行時期や定期接種の年齢になっても未接種の子どもの保護者には積極的に接種を促していくことが重要である．
- 任意接種についても，重篤な合併症予防という健康的側面および助成金の有無や費用などの経済的側面から，保護者に接種を促していく必要がある．

自己学習 **予防接種**

1. 予防接種法で定められている定期予防接種には，インフルエンザb型（Hib）ワクチン，（　　　　），（　　　　），ジフテリア・百日咳・破傷風・ポリオの四種混合ワクチン，（　　　　），日本脳炎ワクチン，（　　　　），（　　　　），ヒトパピローマウイルスワクチン，（　　　　）がある．
2. 予防接種法で定められている任意予防接種には，流行性耳下腺炎（ムンプス・おたふくかぜ）ワクチン，（　　　　）がある．

解答
[1] 肺炎球菌結合型ワクチン，B型肝炎ワクチン，麻疹・風疹ワクチン，BCGワクチン，水痘ワクチン，ロタウイルスワクチン
[2] インフルエンザワクチン

6 その他の急性・慢性疾患とその対処

学習のポイント

1. 小児に多い急性・慢性疾患の主な症状を知る.
2. 疾患に応じての対処について学ぶ.

アレルギー疾患

- 近年, アレルギー疾患の子どもが非常に増えている.
- 本来, 免疫反応は, 異物の侵入から生体を守るために機能し, 生体に有利に働く. アレルギーとは, その免疫反応が, 生体に不利に働くことである.
- アレルギーは機序の違いによって4つのタイプ(I〜IV型アレルギー)に分かれる. これから説明する疾患はこの4つのタイプのうち, I型アレルギーであり, IgEと呼ばれる抗体が異常に作られ, 起こることが多い.
- アレルギー疾患は, 一人の子どもにいくつも合併し, 発症, 増悪, 軽快を繰り返すことからアレルギーマーチと表現されている(図5-6-1).

(1)小児気管支喘息

①どんな疾患なのか

- 小児気管支喘息(以下, 小児喘息)は, 「発作性に笛声喘鳴を伴う呼吸困難を繰り返す疾患であり, 発生した呼吸困難は, 通常は自然ないし治療により軽快, 治療するが, ごくまれには死亡することがある. その病理像は, 気道の可逆性の狭窄性病変と, 持続性炎症および気道リモデリングと称する組織変化からなるものと考えられる」(日本小児アレルギー学会. 小児アレルギー疾患総合ガイドライン2011. 東京:協和企画;2011.)と定義されている.
- 2歳未満の子どもの喘息は乳児喘息と定義している. この年齢では, 解剖学的にも生理学的にも喘鳴を起こしやすいため, 乳児の喘息の診断は初期には必ずしも容易ではない.
- 小児喘息の病態は, 発作がないときにも継続する気道の持続性炎症と考えられており, 気道の炎症を抑えるために薬物治療を行う.
- 小児喘息の多くは, 室内塵中のダニや, それ以外のアレルゲン(アレルギーの原因になっているもの), 刺激物質によって悪化することがあるため, 適切な環境整備が必要となる. 表5-6-1に示したものは家庭での室内環境改善である. それを参考に園内でも実施することが必要である.

②どんな症状があるのか

- 喘息発作時には, 呼吸困難を自覚し, 努力呼吸(陥没呼吸, 鼻翼呼吸, 肩呼吸, シーソー呼吸, 起坐呼吸), 喘鳴, 咳嗽などの症状が観察できる.

図 5-6-1 ▶ アレルギーマーチ

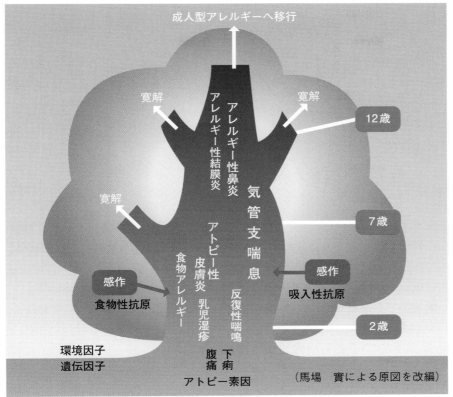

成人型アレルギーへ移行

寛解

寛解 ─── 12歳

寛解

感作 ─── 7歳

食物性抗原

感作 ─── 2歳

吸入性抗原

アレルギー性鼻炎
アレルギー性結膜炎
気管支喘息
アトピー性皮膚炎
乳児湿疹
食物アレルギー
反復性喘鳴

環境因子
遺伝因子

腹痛　下痢

アトピー素因

（馬場　實による原図を改編）

※本図はアレルギー疾患の発症・寛解を図示したもので「再発」については示していない.

（日本小児アレルギー学会. 小児アレルギー疾患総合ガイドライン 2011. 東京：協和企画；2011：p.4. ）

表 5-6-1 ▶ 家塵中ダニの除去を目的とした室内環境改善のための注意

①床の掃除：床の掃除機かけはできるだけ毎日実行することが望ましいが，少なくとも，3日に1回20秒/㎡の時間をかけて実行することが望ましい.

②畳床の掃除：畳床のダニと寝具は相互汚染があるので，特に掃除機かけには注意が必要である. 3日に1回は20秒/㎡の時間をかけて実行する. 床は板やクッションフロアが望ましい.

③床以外の清掃：電気の傘，タンスの天板なども年に1回は徹底した拭き掃除をすることが望ましい.

④寝具類の管理：寝具類の管理は喘息発作を予防する上で特に大切である. 1週間に1回は20秒/㎡の時間をかけて，シーツを外して寝具両面に直接に掃除機をかける.

⑤布団カバー，シーツの使用：こまめなカバー替え，シーツ替えをすることが望ましい. ダニの通過できない高密度繊維のカバー，シーツは有効である.

⑥大掃除の提唱：室内環境中のダニ数は，管理の行き届かない部分での大増殖が認められるので，年に1回は大掃除をする.

⑦室内ペットの注意：ペット自体がアレルゲンとなるが，ダニの餌ともなるので次の注意をする.
(1) できれば飼育をやめる.
(2) 屋外で飼い，寝室に入れない.
(3) ペットとペットの飼育環境を清潔に保つ.
(4) 床のカーペットをやめ，フローリングにする.
(5) 通気をよくし，掃除を励行する.

（日本小児アレルギー学会. 小児アレルギー疾患総合ガイドライン 2011. 東京：協和企画；2011：p.12. ）

図 5-6-2 ▶ 喘息をもつ子どもにおける発作時の変化

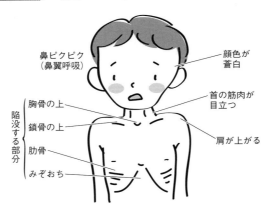

- 喘息があるといわれた子どもが，<mark>喘息発作を起こしていると判断するには，呼吸するときに肩で息をしたり（肩呼吸），</mark>図 5-6-2 の<mark>陥没する部分がぺこぺことへこんだり（陥没呼吸），呼吸が速くなったり，ゼーゼー，ヒューヒュー（喘鳴）など</mark>いつもと違う呼吸になったときに注意を要す．
- 定義でも記載したように，2 歳未満は喘鳴の原因として喘息だけではなく，ウイルス感染でも喘鳴をきたすことがある．

③病気をもつ子どもへの対処

ⅰ）発作がないとき

環境整備

- 表 5-6-1 を参照し，園内でのアレルゲンを軽減する．
- ソバアレルギーがある場合は，園内でソバガラ枕の使用を禁止する．

動物飼育

- 動物アレルギーがある場合は，その動物との接触は避ける．また，教室内の飼育も中止する．

運動誘発喘息（EIA）

- 運動することによって，喘息発作が誘発されることがある．運動する前に予防薬を使用することや，十分なウォーミングアップをすることで発作を予防することができる．
- かかりつけ医から予防薬などの指示がある場合には，その指示通りに行う．
- EIA を今まで指摘されておらず，運動による発作が起こった場合，発作時の対応をするとともに，どのような状況で発作が起こったのか記載し，保護者に連絡する．

行事への参加

- 保護者に，子どもの行事参加への諸注意と発作予防方法・発作時の対応について相談する．行事参加時に発作が起こった場合は，いつもより早めに対応する．
- 煙が多く出る花火やキャンプファイヤーなどは，煙を吸い込まないように，風下を避ける．また，必要時，発作予防の薬を事前に内服する．

ⅱ）発作が出たとき

- 発作かなと思ったときには，水分を取り，休息し，かかりつけ医からの発作

時の指示がある場合は，そのとおりに実施する．

● その子どもの喘息の重症度によるが，一般的には薬を内服して30分以上たっても発作が治まらないときに受診をする．

※以上のことに注意しながら，ほかの子どもたちと同じようにしっかり遊ばせる．しっかり遊び，体力をつけることはほかの子どもたちと同様に大切なことである．

（2）アトピー性皮膚炎

①どんな疾患なのか

● アトピー性皮膚炎は，「アトピー性皮膚炎は，増悪・寛解を繰り返す，掻痒のある湿疹を主病変とする疾患であり，患者の多くはアトピー素因をもつ」と日本皮膚科学会で定義されている．

● アトピー素因とは，アレルギー疾患（気管支喘息，アレルギー性鼻炎，アレルギー性結膜炎，アトピー性皮膚炎のうちいずれか，あるいは複数の疾患）の家族歴・既往歴の存在，またはIgE抗体を産生しやすい素因をいう（日本アレルギー学会．小児アレルギー疾患総合ガイドライン2011．東京：協和企画；2011．）．

● アトピー性皮膚炎の原因・悪化因子（表5-6-2）は年齢によって異なり，小児期前半では食物，汗，物理的刺激（掻破も含む），環境因子，細菌・真菌などである．

● アトピー性皮膚炎は，学童後期までに軽快することが多い．しかし，思春期になっても治らず，成人に移行することもある．

②どんな症状があるのか

● 皮膚の出現部位を図5-6-3に示す．

● アトピー性皮膚炎の皮疹は乳児期（2歳未満），幼児期・学童期（2〜12歳），思春期（13歳以降）・成人期によって特徴が異なる．ここでは乳児期（2歳未満），幼児期・学童期（2〜12歳）の特徴について記載する．

ⅰ）乳児の場合（図5-6-4）

● 皮疹は，通常，頬，額，頭から始まり，皮膚が赤くなり，盛り上がった発疹（丘疹）が生じる．この状態で掻くこと（掻破）で，浸出液が出て，皮膚がジュクジュクする．その後，浸出液は乾燥してかさぶたとなる．場合によっては，頭部・顔全体に広まる．

表5-6-2 ▶ アトピー性皮膚炎の原因・悪化因子

年齢	原因・悪化因子
2歳未満 2〜12歳	・食物（卵・牛乳・小麦など）　・汗　　　　・乾燥 ・掻破　・物理的刺激（よだれ，石けん，洗剤，衣服のこすれなど） ・ダニ，ほこり，ペットなど　・細菌・真菌　　　他
13歳以上 成人まで	・汗　　　　　・乾燥　　　　　　　・掻破 ・物理的刺激（石けん，洗剤，衣服のこすれなど） ・細菌・真菌　　　・ダニ，ほこり，ペットなど ・ストレス　　　・食物（卵・牛乳・小麦など）　他

図 5-6-3 ▶ 皮疹の出現部位　　　　　　　　　図 5-6-4 ▶ 乳児の特徴

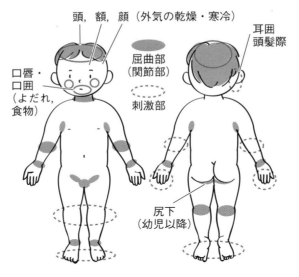
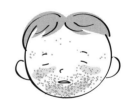

(日本小児アレルギー学会. 小児アレルギー疾患総合ガイドライン 2011.
東京：協和企画；2011：p.160.)

- 生後2か月を過ぎて掻き動作を始めると，顔を母親の衣服や自分の衣服の襟にすりつけて，頬，口周囲，顎沿いに赤い発疹（紅斑）やただれた状態となる（びらんする）．頭を寝具にこすって脱毛を生じる．

- 鼻は，皮疹が生じにくい．

- 手の掻き動作ができるようになると，耳にも皮疹が生じる．

- 足を使って膝窩や足首を掻いたり，下腿の外側を布団でこすって，皮疹が生じることがある．

- 乳児では首が短く，しわが多いことから，発汗や細菌などの影響で皮疹が生じる．

- おむつの中の糞尿で外陰や会陰にも皮疹が生じやすい．

ⅱ）幼児・学童の場合

- 皮脂分泌の低下により，皮膚は次第に乾燥傾向になる．その時期の皮膚はドライスキンを呈し，さらに毛孔性の丘疹もみられるようになる．

- 繰り返す掻破のために，かゆみの強い丘疹を生じたり，びらんなどを伴う．

- つまむと硬い，きめの粗い皮膚（苔癬化）病変が著明となる．

- 幼児から学童にかけて屈曲部に病変があることが特徴的であり，好発部位でもある．

- 幼児期は，皮膚の感染症（伝染性膿痂疹，伝染性軟属腫など）にかかりやすくなる．

③病気をもつ子どもへの対処

ⅰ）アトピー性皮膚炎の原因・悪化因子への対策

● アトピー性皮膚炎の原因・悪化因子への対策として表 5-6-3 にまとめる.

表 5-6-3 ▶ アトピー性皮膚炎の原因・悪化因子への対策

原因	対策
食物	皮膚の悪化原因となる食物を除去する
汗	汗はアトピー性皮膚炎の重要な原因・悪化因子であり，シャワーなどで洗い流すことが症状の改善につながる
掻破予防	爪を切った後，少しやすりで丸みを帯びるようにするなど，爪で皮膚を傷つけないような切り方をする
物理的刺激	衣類，大気の乾燥などが挙げられる．衣類は，羊毛や合成繊維など皮膚刺激があるものを避け，清潔なものがよい 石けんやシャンプーを使用する際には，香料や合成添加物が含まれていないものなどを使用する
細菌・真菌	手を清潔にすることが大切である．爪の間など手が汚れていると，掻いたときに，菌などが付着し，皮膚が悪化する場合がある．外で遊んだあとなど，しっかり手を洗うようにする
環境因子	喘息の項（→ p.138）を参照

表 5-6-4 ▶ アトピー性皮膚炎のスキンケアの実際

1. 皮膚の清潔
   毎日の入浴・シャワー
   ● 汚れはすみやかに落とす．しかし，強くこすらない．
   ● 石けん・シャンプーを使用するときは洗浄力の強いものは避ける．
   ● 石けん・シャンプーは残らないように十分にすすぐ．
   ● 痒みを生じるほどの高い温度の湯は避ける．
   ● 入浴後にほてりを感じさせる沐浴剤・入浴剤は避ける．
   ● 患者あるいは保護者には皮膚の状態に応じた洗い方を指導する．
   ● 入浴後には，必要に応じて適切な外用薬を塗布する．
2. 外用薬による皮膚の保湿・保護
   保湿・保護を目的とする外用薬
   ● 保湿・保護を目的とする外用薬は皮膚の乾燥防止に有用である．
   ● 入浴・シャワー後には必要に応じて保湿・保護を目的とする外用薬を塗布する．
   ● 患者ごとに使用感のよい保湿・保護を目的とする外用薬を選択する．
   ● 軽微な皮膚炎は保湿・保護を目的とする外用薬のみで改善することがある．

保湿保護を目的とする外用薬

一般名	代表的な製品名
ワセリン	白色ワセリン®，プロペド®
亜鉛華軟膏	
親水軟膏	
尿素含有製剤	ウレパール®軟膏，ウレパール®ローション，ケラチナミン®軟膏，パスタロン®軟膏，パスタロン®20 軟膏，パスタロン®ソフトクリーム，パスタロン®20 ソフトクリーム，パスタロン®ローション
ヘパリン類似物質製剤	ヒルドイド®，ヒルドイドソフト®，ヒルドイド®ローション

（日本小児アレルギー学会. 小児アレルギー疾患総合ガイドライン 2011. 東京：協和企画；2011：p.174.）

3. その他
   ● 室内を清潔にし，適温・適湿を保つ．
   ● 新しい肌着は使用前に水洗いする．
   ● 洗剤はできれば界面活性剤の含有量の少ないものを使用し，十分にすすぐ．
   ● 爪は短く切り，なるべく掻かないようにする（手袋や包帯による保護が有用なことがある）．

ⅱ）アトピー性皮膚炎のコントロール

● アトピー性皮膚炎の子どもへは悪化しないように，日々のケアが必要である（表5-6-4）．そのために，①原因・悪化因子の検索と対策，②皮膚異常の補正（スキンケア），③薬物療法を実施する．

● 注意してほしいことは，アトピーを悪化させないように，悪化の原因である汗をかかないように園内で遊ばせるようにするのではなく，遊んで汗をかいた後の対応をきちんとすることが大切である．遊びは子どもにとって大変重要なことである．そのため，汗をかいた後，アトピー性皮膚炎をもつ子どもには，シャワーを浴びさせたり，皮膚病変がある部分を水で洗い流したりする．その後，やさしく拭く．必要に応じて保湿・保護剤を塗布し，衣服を清潔なものに着替えるなどの対応をとってコントロールを行うことが大切である．

（3）食物アレルギー

①どんな疾患なのか

● 食物アレルギーは，「原因食物を摂取した後に免疫学的機序を介して生体にとって不利益な症状（皮膚・粘膜・消化器・呼吸器・アナフィラキシー反応など）が引き起こされる現象である」（日本小児アレルギー学会．食物アレルギー委員会．食物アレルギー診療ガイドライン2005．東京：協和企画；2005．）と定義されている．

● 食物アレルギーは0～1歳に多く，乳児期5～10%，学童期1～2%であり，加齢に伴い次第に減る．

● 即時型食物アレルギーの6歳までの原因食品は，鶏卵，乳製品，小麦が3大アレルゲンである（表5-6-5）．

②どんな症状があるのか

● 食物アレルギーの症状は，食物を摂取して2時間以内に症状が出る即時型と，それ以上の時間がかかる非即時型に分けられる．

● 即時型の場合は食物摂取との関係が特定しやすいが，全身蕁麻疹，喘鳴，呼吸困難などの重篤な症状を起こす可能性があり，注意が必要である．

● 非即時型の場合は食物アレルギーによることに気づかれていない場合も多く，また食物関与の頻度について結論が出ていない病気もある．

表5-6-5 ▶ 即時型食物アレルギーの年齢群別原因食品

	0歳 (n = 416)	1歳 (n = 237)	2～3歳 (n = 289)	4～6歳 (n = 140)	7～19歳 (n = 207)	＞20歳 (n = 131)
1位	鶏卵 47.4%	鶏卵 30.4%	鶏卵 30.8%	鶏卵 25.0%	そば 14.0%	魚介類 16.0%
2位	乳製品 30.8%	乳製品 27.8%	乳製品 24.2%	乳製品 24.3%	えび 13.0%	えび 14.5%
3位	小麦 9.6%	小麦 8.4%	小麦 12.1%	小麦 8.6%	小麦 10.6%	そば 12.2%
小計	87.8%	66.6%	67.1%	57.9%	37.6%	42.7%

（日本小児アレルギー学会．小児アレルギー疾患総合ガイドライン2011．東京：協和企画；2011：p.211.）

表5-6-6 ▶ 食物アレルギーの主な症状

発現臓器	症状
皮膚	皮膚の赤み，蕁麻疹，血管性浮腫，掻痒，灼熱感，水疱，湿疹
消化器	口腔違和感，口唇浮腫，腹部痛，悪心・嘔吐，下痢
呼吸器	くしゃみ，鼻水，鼻づまり，咳嗽，喘鳴，呼吸困難，胸部圧迫感，咽喉頭浮腫
眼	結膜充血・浮腫，眼瞼浮腫，流涙
全身性	アナフィラキシー
泌尿器	血尿，尿タンパク，夜尿
神経	頭痛

- 食物アレルギーによる症状を表5-6-6に示す.

ⅰ）即時型の症状

- 食物アレルギーの症状で最も高頻度に認められる蕁麻疹などの皮膚症状，悪心，嘔吐などの消化器症状，くしゃみ，鼻水，鼻づまり，喘鳴，呼吸困難などの呼吸器症状，目の充血，涙などの眼症状，アナフィラキシーに代表される全身症状などがある.

- 特殊な型として，口腔アレルギー症候群などがある．口腔アレルギー症候群の症状は，原因となる食物を食べた後で，多くは5分以内に口腔，口唇，咽頭部の掻痒感・ヒリヒリ感・発赤などである．原因食物が口の粘膜に触れることによって症状が現れる接触蕁麻疹の一つと考えられている.

ⅱ）非即時型の症状

- 非即時型の食物アレルギーとしては，アトピー性皮膚炎が比較的多い病気だが，食物が関与する頻度については医師によりかなり開きがある.

- 非即時型の症状としても，消化器症状を起こすこともある.

③病気をもつ子どもへの対処

- 食物アレルギーの原因となる食物を摂取しないことが重要である.

- アレルギーを起こす食物で，アナフィラキシーを起こす子どもの場合，乳製品が飛び散ったり，豆まきのナッツ類，粘土が小麦の場合など，経口摂取以外でもその食物の接触によって症状が誘発されることがある.

- 入学や学年変更で保育士，栄養士，園スタッフ，保護者，医師と連携をとっておく必要がある．そこで，医師の診断書を確認する（①除去を必要とする食品名，②摂取により出現する可能性のある症状，③緊急時の対応などが書かれている），保護者と相談するなどし，想定される緊急時の対応，内服する薬の名前，受診手順，緊急時の連絡リストを作成しておく.

- アレルギー疾患と診断された乳幼児が，保育所の生活において特別な配慮や管理が必要となった場合に作成する．保育所と保護者，嘱託医等が共通理解の下に，一人ひとりの症状等を正しく把握し，アレルギー疾患の乳幼児に対する取り組みを進めるために活用する．活用方法は入園児にアレルギー疾患の有無や程度などを把握し，保護者から保育所で配慮が必要との申し出があった場合に，生活管理指導表を渡す．主治医に記載してもらい保護者から保育所に提出し，個別に面接した上で施設長，看護師，栄養士，調理員等と

保護者が協議して対応を決め，保育所職員間で情報共有する．
● 配膳時の配膳間違いなどをなくすための防止策を考えておく必要がある．

④誤食による急な誘発時の対処
● 食物アレルギーの症状が非常に強い（ショック既往者）子どもの場合，誤食時の対応について指示書でアドレナリン自己注射器であるエピペン®と記入されることがある．
● エピペン®の保管，その対応については十分な討議をしておくことが大切である．

急性・慢性腎炎

（1）急性腎炎症候群

①どんな疾患なのか
● 尿に血液やタンパクが混ざったり（血尿，タンパク尿），尿量の減少，むくみ（浮腫）や高血圧などの症状が突然出現する腎疾患の総称で，急性糸球体腎炎が最も多くみられる．多くは溶連菌（A群β溶血性連鎖球菌）による急性扁桃腺炎，咽頭炎，膿痂疹などの感染症にかかったあと，1〜3週間の潜伏期間をおいて発症する（溶連菌感染後急性糸球体腎炎）．ほかにも溶連菌感染以外の急性糸球体腎炎，紫斑病性腎炎などがある．
● 好発年齢は4〜10歳で男児に多く，2歳以下ではまれである．発症頻度は年間10万人あたり2〜3人である．扁桃腺炎などの感染に伴うものは冬季に，膿痂疹など皮膚に起こる感染に伴うものは夏季に多い．
● 治療は，安静，食事療法，薬物療法が基本である．むくみ（浮腫），高血圧，高度のタンパク尿，肉眼的血尿などがある場合は原則として入院する．むくみ（浮腫）や高血圧がある時期は，ベッド上で安静にしている必要があり，食事は塩分・水分制限を行う．また，薬物は血圧を下げる薬（降圧薬）や尿を出す薬（利尿薬），細菌を殺す薬（抗菌薬）などを使用する．尿が出るようになり，むくみや血圧が落ち着いたら安静や塩分・水分制限をすみやかに解除する．タンパク尿が消失し，血液検査の結果が改善したら退院し，外来治療となる．
● 一般に子どもの予後は良好で大部分は治るが，見た目にはわからない血液の混ざった尿が消失するには4〜6か月かかるので，この間外来でのフォローアップが必要である．

②どんな症状があるのか
● 見た目がコーヒー様の尿（血尿），まぶたや手足がむくむ（浮腫），尿が減少し，高血圧，尿にタンパクが混ざる（タンパク尿）などの症状がみられ，ほかに全身倦怠感，頭痛，食欲不振，吐き気・嘔吐，腹痛などもみられる．腎炎の程度が軽いと自覚症状が乏しく，保育所の健康診査（健診）の検尿などで偶然に尿の異常を指摘される場合もある．

③病気をもつ子どもへの対処
● 家庭では普通に生活を送れるが，保育所での遊びや運動などにおいて制限が生じる場合があるので，医師の指示を確認するなど家族とも連絡を取り配慮する．

- トイレに行く回数が極端に減る，またはトイレに行かない，尿がコーヒー様の色をしている，まぶたや手足がむくんでいる，疲れやすい，なんとなく元気がないなどの症状がある場合は，早めに家族へ連絡し受診を勧める．水洗トイレでは，特に子どもが面白がってすぐに流してしまうので，尿の色を観察するために，排尿時に付き添うことも必要である．
- かぜなどの感染症をきっかけに症状が悪化したり，再発する可能性があるので，日常生活における手洗いやうがい，マスクの着用など，常日頃から心がけるよう指導していく．

（2）慢性腎炎症候群

①どんな疾患なのか

- タンパク尿，血尿などの尿の異常が持続的に認められ，経過とともに浮腫や高血圧，腎機能の低下がみられるものをいう．慢性糸球体腎炎は，「腎糸球体障害に起因する血尿やタンパク尿などの尿所見異常が1年以上持続する状態」と定義されている（五十嵐隆総編，伊藤秀一編．小児科臨床ピクシス22．小児のネフローゼと腎炎．東京：中山書店；2010：p.82.）．IgA腎症，膜性増殖性腎炎，二次性（続発性）の紫斑病性腎炎などがある．
- かぜなどの感染症が発症のきっかけになることが多く，原因や病態は明らかになっていない．
- 最も多いIgA腎症は男児に多く，小学校高学年から中学生に発症する．
- 治療にはステロイド薬や免疫を抑える薬，血液の薬などを用いることがあるが，無治療で経過観察（1回/1〜3か月定期受診）する場合もある．
- 基本的には食事制限をしない．タンパク尿，血液中のタンパクが減る（低タンパク血症），浮腫，血液中の脂質が高い（高脂血症），腎臓の機能が低下するなどの症状が出現・悪化した場合に，それぞれの病態に応じて制限を行う．
- 原則として運動制限はしないが，見た目にわかるほどの血尿や浮腫がある場合は軽度の運動制限をする．
- 成人と比べて治る例が多いが，治らずに成人になっても治療を続けることがある．

②どんな症状があるのか

- 無症状に経過し，健診で尿にタンパクや血液が混ざっていること（無症候性タンパク尿，無症候性血尿）が発見されるケースが多い．自覚症状がほとんどなく，発見されたときには腎機能障害が進行していることもある．かぜなどの感染をきっかけに肉眼的血尿がみられることがある．

③病気をもつ子どもへの対処

- かぜなどの感染により悪化することがあるため，常日頃から手洗いやうがいをする．感染の流行状況を把握し，迅速に適切な処置を行う．
- 薬による治療を受けている場合は特に感染に注意する．
- 厳重な運動制限や生活上の制限は，子どもの健全な発育に影響を与える可能性もあるため，主治医や家族と連絡を取りながら配慮する．

▶感染症への対処
【参照：第5章-4. 集団生活における感染症発生時の対処 p.123】

（3）ネフローゼ症候群

①どんな疾患なのか

- 高度タンパク尿，低タンパク血症，高脂血症，浮腫が生じる腎疾患の総称である．なかでも子どもに最も多いのは特発性（原発性）ネフローゼ症候群で，そのうちの80％が微小変化型ネフローゼ症候群である．ほかにも，症候性（続発性）ネフローゼ症候群，先天性ネフローゼ症候群などがある．
- 微小変化型ネフローゼ症候群の好発年齢は3〜6歳で男児に多い．80〜90％が再発し，40％が頻回再発型である．日本では年間10万人あたり5人がネフローゼ症候群を発症する．
- 初発時は入院し，安静，食事療法，薬物療法を行う．浮腫が強く尿が少なければ（乏尿）ベッド上で安静にし，水分・塩分制限をするが，症状の改善とともに制限を解除する．腎臓の働きが低下している場合を除いてタンパク制限などは行わない．
- 薬物療法はステロイド薬を第一に選択する．ステロイド薬は症状に合わせて徐々に減量していく．
- ステロイド薬に反応するかどうかが予後にかかわる．子どもに最も多い微小変化型ネフローゼ症候群では予後は良好である．

②どんな症状があるのか

- 主な症状は，高度タンパク尿，低タンパク血症に基づく浮腫で，まぶたや足などに現れ見つかることが多い．その他，下痢や食欲低下，腹痛，腹水による腹部膨満，胸水による呼吸困難などがある．

③病気をもつ子どもへの対処

- ステロイド薬の副作用には感染症にかかりやすいことがあり，また感染をきっかけに再発することが多い．手洗いやうがい，必要時にマスクを着用するなどして感染予防に心がける必要がある．その他の副作用には骨粗しょう症があり，転倒・転落などによる骨折に注意する．また，個人差があるが長期に薬を飲むことにより，食欲亢進，顔が丸くなる（満月様顔貌），身体や顔が毛深くなる（多毛）などがあり，外見の変化によるいじめやからかいを受けたりすることがあるので配慮する．
- 運動に関して制限がされていることがあるので，主治医や家族と連絡を取りながら指示を確認し，遊びや運動時に配慮する．
- トイレに行く回数が減る，またはトイレに行かない，尿が泡立つ，まぶたや手足がむくむ，なんとなく元気がないなどの症状に注意する．家族が尿検査をできるように指導を受けていることがあるので，早めに症状を伝え，必要時には受診を促す．

てんかん

（1）どんな疾患なのか

- さまざまな原因で起こる慢性の脳疾患で，反復性の発作（てんかん発作）が特徴である．根本的な原因はまだわかっていない．
- 日本人の1％，約100万人がてんかん患者であるが，半分以上の患者は薬で

コントロール可能であり，一般の社会生活を送っている．

- てんかんのほとんどは遺伝しない．
- てんかんの診断は，発作と脳波で行われるが，発作が2回以上繰り返される場合にてんかんとされるなど，診断は難しい面がある．
- 抗てんかん薬の使い方は，自分で判断しないで医師の指示に従うこと．

（2）どんな症状があるのか

- 間代性けいれんといって，いきなり意識を失い，全身をけいれんさせることもある．単に意識が薄れ，いままでの活動を中止し，ボーとした状態になる場合もある．アワをふいて倒れるというイメージがあるかもしれないが，実際には少ない．
- 症状は数秒から数分以上続くが，一定時間でおさまる．
- てんかん発作は，1回限りではなく，繰り返し起こるのが特徴．

（3）てんかんの発作が出た際の対応

- 発作そのものは止めることはできない．何よりもあわてないこと．
- 発作に伴って事故が起きないよう，火や水を避け，高いところであれば落ちないように工夫し，刺激を与えないよう安全な場所に静かに寝かせる．眼鏡などは外す．
- ハンカチなどをくわえさせるという対応がなされた時期もあったが，これは危険（窒息など）なので絶対にしない．
- 嘔吐した場合は窒息しないよう拭き取ったり，口の中に吐物がないか注意し，あれば窒息を防止するために掻き出す．
- 発作があったからといってすぐ救急車を呼ぶ必要はない．ただし，意識がなくなる発作を繰り返したり，意識が回復せず再度発作があった場合，発作後5分もしないうちにまた発作が起こった（重複発作）場合，発作が長時間続く場合は，医療機関の受診が必要である．
- どんな発作だったのかが（特に発作時間，発作の部位，発作が始まった時刻や治まった時刻），診断に重要なため，観察した内容をできるだけ早くに記録しておく．

（4）子どもと家族への対応と説明

- てんかん患者はたくさんいて，特別扱いはせず，多くは普通に生活していることを説明し理解してもらう．
- てんかんが差別やいじめにつながらないように，子どもが通う保育所，幼稚園，学校などへの説明が重要である．それを保護者ができないときにはその調整を図る．

小児がん

（1）小児がんの特徴

①どんな疾患なのか？

- がんは，医療技術の進歩により，早期であれば完治率も高く，がんすなわち死という概念はなくなったといっても過言ではない．しかし，がんは1981年から日本の死亡原因の第1位を占め，2010年では国民3人に2人ががんで死亡している．子どもにおいてもがんによる死因順位は乳児を除いて，1〜4歳では第3位，5〜14歳で第1位である．

ⅰ）小児がんの疫学

- 日本の小児がんによる死亡は，15歳未満の子どもの全死亡原因疾患の約30％を占める．

- 15歳未満の子ども人口は約1,800万人（2010年）であり，年間約310人が小児がんで死亡すると考えられる．

- 日本では，1969年より小児がんの全国登録が開始されており，1996〜2006年の10年間の小児がんの全登録数の42,132例の内訳は，白血病が38.2％，神経芽腫を含む交感神経系腫瘍14.7％，中枢神経系腫瘍8.3％，悪性リンパ腫7.9％となっている．

- 急性白血病のうちリンパ性白血病は70〜80％，骨髄性白血病20〜30％であり，欧米とほぼ同じ比率である．

- 小児がん全体の好発年齢は幼児期が最も多く，学童期，思春期と次第に減少する．

- 0〜2歳の低年齢層に多いのは神経芽腫，網膜芽細胞腫，ウィルムス腫瘍，肝芽腫，睾丸（精巣）腫瘍と奇形腫である．幼児期（1〜6歳）では，白血病，横紋筋肉腫を含む軟部腫瘍が多い．10歳以下では，骨肉腫，卵巣腫瘍の発生頻度が上昇する．

ⅱ）診断・治療・予後

- 小児がんの早期診断は，困難な場合が多い．特に，胸腔内および腹腔内腫瘍は自覚と他覚症状に乏しい．

- 腫瘍による圧迫症状，転移による全身症状が出現してはじめて発見される場合が少なくなく，不機嫌，体重減少，不明熱，貧血，四肢の痛みなどの臨床症状を認めるため，感染症や膠原病との鑑別診断が必要である．固形腫瘍の場合，一般には触診で表面は粗く硬い腫瘤として触れる．

- 診断は，エコー（超音波），CT，MRIなどの画像診断によって，腫瘍の原発部位，進行度，転移の有無が診断できる．

- 小児がんの治療の原則は，①化学療法，②外科的手術，③放射線療法である．しかし，腫瘍の種類や発生部位，進行度などによって，手術が困難な場合や，化学療法および放射線療法に感受性が異なる場合がある．特に子どもは成長発達途上にあるため，成人の悪性腫瘍の治療法と根本的に異なり，食欲低下による体重増加不良，難聴，不妊症リスク，低身長などの副作用や**晩期合併症**を十分に考慮した治療が必要である．

- 白血病・悪性リンパ腫や限局性の悪性固形腫瘍の予後は，治療法の進歩によ

小児がんに関する情報
- 国立がん研究センター小児がん情報サービス：https://ganjoho.jp/child/index.html

▶年齢階級別死因順位
【参照：第4章-1. 小児の事故の特徴 p.81】

用語解説

**晩期合併症
（Late Effects）**

日本において晩期合併症とは「治療が終了した後に残った合併症」のことである．英語ではLate Effect（遅発効果）といい，「合併症」とはなっていない．日本において，この名称が問題となっており，これらは必ず出現するわけではないが，治療終了後も長期にわたって経過をみていく必要がある．これらの症状には，不妊，低身長，難聴，心機能障害，肝機能障害（C型肝炎），しびれなどの末梢神経障害，血栓症，精神症状，白質脳症などがある．小児のがん治療では，小児の成長発達過程において，十分な経過観察を行い，小児のQOLが保証されるように注意が必要である．

り著しく改善したが，脳幹部腫瘍・遠隔転移のある悪性固形腫瘍の予後は現在も不良である．

● 治療終了後5年以上寛解を持続すると再発することは少なく，治癒の目安となる．

iii）小児がん患者およびその家族の苦痛の軽減並びに療養生活の質の向上

● 治療を目的とした入院や，外来通院する患児と家族が療養生活するなかで生じてくる身体的苦痛や疲労，精神的・心理的悩みや苦悩，在宅療養などをサポートするために，専門的な知識および技能を有する医師，その他の医療従事者の育成，医療機関の整備を含めたがん患者の療養生活の質の向上が求められている．

iv）小児緩和ケアの概念と日本の現状

● 1998年のWHO「小児緩和ケア」の概念は，「子どもたちの身体，精神，spiritに対するトータルケアであり，家族への支援も含まれている．病気の診断から始まり，子どもたちが病気に対する直接の治療を受けているか否かにかかわらず継続される．効果的な緩和ケアのためには，多くの専門分野にわたったアプローチを必要とする．そこには家族も含まれ，適切な地域資源を利用して行われるが，たとえそうした資源が限られていても緩和ケアを首尾よく行うことはできる」とされている．

● 日本の小児緩和ケアは，生命を脅かされる状況の子どもたちに緩和ケアが必要であるというはっきりした認識はない．しかし，患児とその家族や主治医および看護者間において，子どもらしく療養生活を送ることができるように，家族にいつでも会えるための自由な面会，訪問学級あるいは院内学級への通学，可能な限りの外泊，キャンプへの参加，きょうだいの問題などの配慮が行われてきている．

● 小児緩和ケアにおける地域連携と在宅支援の整備における，子どもの訪問看護を担う訪問看護ステーションはまだまだ少ない．

（2）主な小児がん

①白血病

i）どんな疾患なのか

● 白血病とは，いわゆる「血液のがん」のことである．私たちの血液細胞は赤血球，白血球，血小板の3つからなり，骨の中にある骨髄で毎日つくられている．白血病は，これから血液細胞になる若い細胞（芽球＝白血病細胞）が赤血球，白血球，血小板に成熟・分化せず，骨髄に蓄積することによって起こる．芽球の増加により骨髄内で正常に造血を行うスペースがなくなると，血液細胞が作れなくなるため，症状が出る．

● 骨髄だけでなく肝臓や脾臓でも芽球が増加して，腫れが起こることがある．

● 急性リンパ性白血病の治療の基本は，化学療法（抗がん剤治療）である．化学療法は寛解導入療法，強化療法，維持療法などの段階で行う．維持療法は，外来で行われる．この時期は，保育所・幼稚園に通うなどの通常の生活を送ることができる．

● 急性骨髄性白血病の治療の基本は化学療法であるが，急性リンパ性白血病と

異なり，治療期間は短く，維持療法は必要ないとされている．

- その他の治療として，造血幹細胞移植がある．これは，大変強い治療法で，治療効果も大きいが，早期の合併症が多く，また長期的な影響も大きいため（晩期合併症の発生），その適応は厳しく制限され，寛解導入療法・強化療法などを行っても効果がない場合に行われる．

- 予後としては，1970年代に10％台だった急性リンパ性白血病の治る（治癒）率は，現在では80％台になっている．

ii）どんな症状があるのか

- 顔色が悪い，熱が続く，鼻血が出る・あざができやすいなどの貧血・発熱・出血傾向や，時にリンパ腫脹・肝脾腫などがみられる．

- 急性リンパ性白血病は，頭痛，嘔吐，精神症状などの中枢神経症状が出現する．

②脳腫瘍

i）どんな疾患なのか

- 子どものがんにおいて脳腫瘍は白血病に次いで2番目に多く，約20％を占めている．

- 脳腫瘍は子どもでは珍しくない病気である．

- 脳腫瘍は頭蓋内に発生した新生物の総称である．脳実質だけでなく髄膜下垂体，脳神経など頭蓋内に存在するあらゆる組織から発生する．

- 脳腫瘍の治療には，手術治療（外科療法），放射線治療，化学療法（抗がん剤治療）を組み合わせて行う．治療法の選択は，腫瘍のタイプと腫瘍のある位置により異なる．

- 小児期の脳腫瘍および脳腫瘍の治療も，小児期の脳が発育過程にあるため，重大な影響を与えることがある．

ii）どんな症状があるのか

- 頭蓋骨に囲まれている脳が入っている部分の圧（頭蓋内圧）が高くなることによって，頭痛や嘔吐が出現する．嘔吐は，吐気を伴わないことが多く，噴射状である．

- その他，歩行時にふらつく，眼の動きがおかしい，異常に水分を欲しがり尿が多い，けいれん発作を起こすなどがある．6歳以下の乳幼児では頭囲拡大を起こす．

③神経芽腫

i）どんな疾患なのか

- 神経芽腫は子どもにできる固形腫瘍のなかで脳腫瘍に次いで多い．診断される年齢では，0歳が最も多く，次いで3歳前後が多く，10歳以降は非常にまれである．

- 神経芽腫の起源は，交感神経のもとになる細胞で，交感神経節や副腎（両側の腎臓の上にある）など体の背中側から発生する．同じ神経芽腫という病名でも悪性度の高いものや，経過をみているだけで自然に小さくなってくるものなどさまざまである．

- 神経芽腫の治療は，主に外科治療，化学療法（抗がん剤治療），放射線治療を組み合わせて行われるが，患者の年齢，病期，腫瘍自体の悪性度によりその

組み合わせ方やそれぞれの治療の強さは異なる.

ii）どんな症状があるのか

- 初期の段階では，ほとんどが無症状である．進行してくると，おなかが腫れて大きくなったり，おなかを触ったときに硬いしこりが触れてわかる場合もある.

- 幼児では転移のある進行例が多く，発熱，貧血，不機嫌，歩かなくなる，まぶたの腫れなど転移した場所によってさまざまな症状がある.

- 左右の肺に挟まれた場所（縦隔）から発生すると咳や息苦しさ，肩から腕の痛みなどがみられることがある.

（3）小児がんをもつ子どもへの対処

- 小児がんは治療のために長期入院が必要となる．治療や検査では，痛みを伴ったり，化学療法などの治療で吐気や体のだるさ，骨髄抑制などの理由で自由に外に行けないことなど，子どもはいろいろなことを我慢し，それを乗り越えて退院となる．また，そこから新しい環境への変化に，戸惑いや不安をもったり，友達に会えるというわくわく感などいろいろなことを抱えて，園に来る．保護者も同様で，子どもの体調や園での生活がうまくできるかなどの心配，園に再び通えるようになったという喜びなどをもっている．そのことに心を配り，子どもの気持ちや体調を支え，園の生活に慣れることができるように，周囲の温かい環境づくりが必要である.

- 多くは，化学療法の有害反応（副作用）で脱毛しているなど容姿が以前と変化している．保護者とほかの子どもたちに病気のことをどのように伝えるか相談する.

- 治療後半年くらいまでは，まだ免疫力が回復していないので，園内で特別な感染症（インフルエンザ，麻疹など）が発生した場合は，保護者に連絡をとり，その後の対応について話し合うことが重要となる.

（4）退院後の通院

- 治療終了後も再発がないかどうか，化学療法を行った後の体調の確認などのために定期的に通院する.

- 晩期合併症という治療後しばらくしてから起こる問題がある．疾患そのものの影響よりも，抗がん剤，放射線などの治療が原因となっていることが多い．どのような晩期合併症が出現するかは，病気の種類，受けた治療，また治療を受けた年齢により異なる．その程度も軽いものから重いものまでさまざまである．そのため，一般的には5年を過ぎるころには1年に1回程度になるが，継続した受診が必要となる.

小児糖尿病

（1）どんな疾患なのか

- 小児糖尿病（1型）は，糖分の摂りすぎによる2型（インスリン非依存性，成人型糖尿病）とは異なり，インスリンをつくる膵臓のβ細胞が破壊されるこ

図 5-6-5 ▶ 低血糖の症状

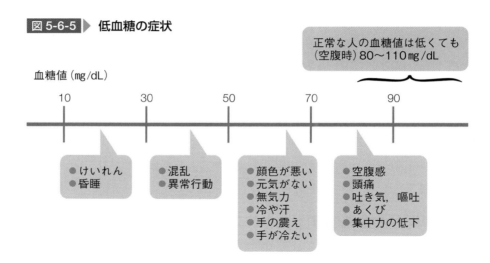

● とでインスリンを作れなくなって生じる疾患である.
● 原因はウイルス感染や自己免疫によるといわれているが, 原因不明のものもある.
● 思春期までに発症することが多い.
● 症状の発現以外に, 保育所や幼稚園で行われる検尿によって発見されることも多い.
● 治療の基本はインスリン注射療法であり, 補助的に食事療法と運動療法を行う.
● **注射療法**：血糖測定を行い, インスリンを1日に2～4回自己注射する. 年少児では保護者, 小学校入学ごろより徐々に子ども自身が注射できるよう移行していく.
● **食事療法**：年齢相応の必要カロリーを摂取してよいが, 糖分を多く含む菓子類の摂取は高血糖をまねく恐れがあるため注意を要する.
● **運動療法**：制限はないが, 運動による低血糖には注意する必要がある.
● 血糖コントロールがうまくできていれば通常の生活が送れるが, 血糖コントロールの乱れによって高血糖症状や低血糖症状が出現し, 昏睡や死に至ることもある.

（2）どんな症状があるのか

● **高血糖症状**：インスリンの働きが低下, あるいは欠如することによって高血糖状態となり, のどが渇く（口渇）, よく飲む（多飲）, 尿が多い（多尿）, 体重減少といった症状を示す.
● **低血糖症状**（図 5-6-5）：インスリン注射の効果が強すぎる場合や, 運動をした後には低血糖になりやすく, 顔色が悪い, 元気がない, 冷や汗などの症状が出現し, さらにひどくなると意識障害やけいれんなどの症状が出現する.

（3）病気をもつ子どもへの対処

①日常の注意点

- あらかじめ，病気，症状，治療，症状が出たときの対処方法，緊急時に受診する病院などについて，主治医や保護者から情報を得ておく．主治医の意見書や指示書等も準備し，緊急時すぐに確認できる場所に配置する．
- 登園時には保護者から血糖値や症状について聞いておく．
- 低血糖症状出現時に備え，どのような症状が出たら何をどのくらい飲食（補食）させるのかを把握し，常に補食を預かっておく．補食としてよく使われるものは，砂糖や甘いジュース，クッキー，ビスケットなどである．
- 保育中，特に運動した後やインスリン注射後には注意して子どもの様子を観察する．
- 血糖測定やインスリン注射が必要な子どもの場合は，安全かつ安心して注射ができる部屋を確保する．

②症状出現時の対処

- 基本的には，主治医の意見書あるいは指示書に基づいて対応する．
- 低血糖症状が出現したら，主治医の指示に基づいてすみやかに補食を食べさせ，医療機関に連れて行く．また，保護者に状況を連絡する．
- 補食を摂取できない場合は，ブドウ糖を口唇と歯肉の間に塗るなどの方法もあるため，事前に主治医や保護者と確認をしておく．
- けいれんや意識障害がみられた場合は，すぐに救急車を呼び，保護者にも連絡する．
- 園内に看護師がいる場合は，重症低血糖時のグルカゴン注射の実施も可能である．

生活習慣病

- 以前は，肥満，高血圧，高コレステロール血症をもつ子どもが子ども人口の約1割を占めるようになってから，子どもにおいてもこれらの対象は「成人病予備軍」と呼ばれていた．
- 成人病が生活習慣病と改められたと同時に，子どもの成人病予備軍という呼称はおかしいとなり，大人の成人病も生活習慣から予防しうる病気であるため，大人も子どももまとめて生活習慣病といわれるようになった．

（1）どんな疾患なのか

- 生活習慣病は，運動，食事，休養などの生活習慣に問題があり起こる健康障害である．
- 肥満の原因は摂取エネルギーが消費エネルギーに比べ過剰な場合であり，食生活の内容や摂取時間帯などの問題が挙げられている．
- 子どもが将来にわたって健康な生活を送るためには，基本的生活習慣の自立を目指し，食習慣の基盤ができる幼児期に「食」への関心を高めなければならない．
- 2008年度文部科学省の学校保健統計調査では，肥満傾向児の出現率は，9〜

17 歳の男子 10％，女子 9.8％である．

- 学童期になれば，お小遣いで自動販売機から飲料や食物を購入する機会が増える．また，塾や習い事が増えることや，室内でのテレビゲームやスマートフォンの使用などの時間が多くなることで，走り回ってエネルギーを消耗して遊ぶことが極端に減少する．

- 年長児にでもなれば就学は間近で，前述のような事態にも陥りやすいため，食習慣の基盤ができる幼児期からの食生活等の生活習慣が重要となる．

- 2005 年に制定された「食育基本法」において，「食育」は次のように示されている．

  ──生きる上での基本であって，知育，徳育及び体育の基礎となる．

  ──様々な経験を通じて「食」に関する知識と「食」を選択する力を習得し，健全な食生活を実践することができる人間を育てることを目指す．

- 食育推進基本計画（2006～2010 年）に基づき，次の 3 つの目標が立てられた．
  ①食育に関心をもっている国民の増加
  ②朝食を欠食する子どもの減少
  ③学校給食における地場産物を使用する割合の増加

- 2015 年に改定された食育基本法における第 3 次食育推進基本計画の基本的施策では，次の方針が示された．
  ①家庭における食育の推進
  ②学校，保育所等における食育の推進
  ③地域における食生活の改善のための取組の推進

▶肥満度の算出方法
【参照：第 2 章-6. 発育評価 p.32】

（2）どんな症状があるのか

- 次の症状がある場合をいう．
  ①**肥満傾向**：2006 年以降の性別・年齢別・身長別標準体重による肥満度の算出方法とその基準があり，20％以上となっている．
  ②**高血圧**：小児の高血圧の判定基準を，表 5-6-7 に示した．
  ③**高コレステロール血症**
  ④**高脂血症**

（3）病気をもつ子どもへの対処

- 生活習慣病予備軍の状況から，食事，運動，睡眠等の生活習慣について問題がないか改善策を保護者とともに考え，保育所・幼稚園の生活上において給食のバランスのよい摂取方法や運動，家庭での食生活・運動・睡眠などについて，改善策を理解し合ったうえで進める．

表 5-6-7 ▶ 小児の高血圧の判定基準

年齢	高血圧（mmHg）
2～5 歳	収縮期血圧 130 ＜，拡張期血圧　80 ＜
6～11 歳	収縮期血圧 135 ＜，拡張期血圧　85 ＜
12～15 歳	収縮期血圧 140 ＜，拡張期血圧　90 ＜

自己学習 ▶ その他の急性・慢性疾患とその対処

アレルギー疾患

1. 小児喘息の悪化原因として，室内塵中の（　　　）や，それ以外のアレルゲン（アレルギーの原因になっているもの），刺激物質によってなどあるため，適切な環境整備が必要となる．

2. 喘息発作時には，呼吸困難を自覚し，努力呼吸，（　　　），（　　　）などの症状がみられる．

3. アトピー性皮膚炎の原因悪化因子として2歳未満には，（　　　），（　　　），乾燥，掻破，物理的刺激（よだれ，石けん，洗剤，衣服のこすれなど），ダニ・ほこり・ペット，細菌・真菌などがある．

4. アトピー性皮膚炎の子どもへは悪化しないように，日々のケアとして，原因・悪化因子の検索と対策，（　　　），薬物療法を実施する．

5. 食物アレルギーは（　　　）歳に多く，加齢に伴いしだいに減る．

6. 即時型食物アレルギーの6歳までの原因食品は，（　　　），（　　　），（　　　）が3大アレルゲンである．

7. 食物アレルギーの症状は，食物を摂取して（　　　）時間以内に症状が出る即時型とそれ以上の時間がかかる非即時型に分けられる．

8. 即時型の場合は，（　　　），喘鳴，（　　　）などの重篤な症状を起こす可能性がある．

急性・慢性腎炎

9. 急性・慢性腎炎の子どもに対する対応で注意する点は，かぜなどの（　　　）をきっかけに症状が悪化したり，再発することがあるので，（　　　）のための（　　　）や（　　　），（　　　）など常日頃から行うよう指導する．また，感染の（　　　）状況を把握し，迅速に適切な処置を行う．

10. （　　　）などの制限がある場合があるので，（　　　）や（　　　）と連絡をとって指示の確認をし，（　　　）や（　　　）時は配慮する．

11. 治療による薬の副作用で（　　　）の変化が現れることがあるので，（　　　）や（　　　）の原因にならないように配慮する．

12. 尿回数の（　　　）や尿の（　　　），まぶたや手足の（　　　），なんとなく元気がない等の症状がみられたら早めに家族に伝え受診を促す．

てんかん

13. てんかんの症状には，（　　　），（　　　）などがあり，症状は（　　　）続くが，一定時間でおさまる．

14. 発作時の対応は，あわてず，安全な場所で，（　　　）をよく観察する．（　　　）などがあった場合には，顔を横に向け（　　　）が口の中に残っていないか確認し，あれば取り除く．（　　　）がなくなる発作を繰り返したり，意識が回復せず（　　　）発作があった場合，発作後（　　　）分もしないうちにまた発作が起こった（　　　）の場合，発作が（　　　）続く場合は，医療機関を（　　　）するか（　　　）を呼ぶ．

小児がん

15. 子どもに生じるがんで多いのが，（　　　　）であり，次に（　　　　）である．

16. 子どものがんの治療後半年くらいまでは，まだ（　　　　）が回復していないので，園内で特別な感染症，たとえば（　　　　），（　　　　）などが発生した場合は，保護者に連絡をとり，その後の対応について話し合うことが重要となる．

17. （　　　　）は，悪性度の高いものや，経過をみているだけで自然に小さくなってくるものなどさまざまである．

小児糖尿病

18. 小児糖尿病は，（ア．幼児期　　イ．学童期　　ウ．思春期）までに発症することが多く，（　　　　）測定と（　　　　）の自己注射を治療の基本とする．

19. 小児糖尿病の症状として，（　　　　）症状と（　　　　）症状があり，特に注意しなければならないのは，食事前や運動後の（　　　　）症状である．

20. 次の症状を高血糖症状と低血糖症状に分けなさい．
①意識障害　　　　　　　　　②顔色が悪い
③冷や汗　　　　　　　　　　④よく飲む（多飲）
⑤元気がない　　　　　　　　⑥尿が多い（多尿）
⑦体重減少　　　　　　　　　⑧けいれん
⑨のどが渇く（口渇）

解答

[1] ダニ
[2] 喘鳴，咳嗽
[3] 食物，汗
[4] 皮膚異常の補正（スキンケア）
[5] 0〜1
[6] 鶏卵，乳製品，小麦
[7] 2
[8] 全身蕁麻疹，呼吸困難
[9] 感染，感染予防，手洗い，うがい，マスクの着用，流行
[10] 運動，家族，主治医，遊び，運動
[11] 外見上，いじめ，からかい
[12] 減少，異常，むくみ
[13] 間代性けいれん，意識消失，数秒から数分以上
[14] 発作，嘔吐，嘔吐物，意識，再度，5，重複発作，長時間，受診，救急車
[15] 白血病，脳腫瘍
[16] 免疫力，インフルエンザ，麻疹
[17] 神経芽腫
[18] ウ，血糖，インスリン
[19] 高血糖，低血糖，低血糖
[20] 高血糖症状：④，⑥，⑦，⑨
　　　低血糖症状：①，②，③，⑤，⑧

6章

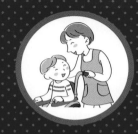

障害をもつ
子どもと家族への
かかわり方

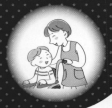

学習のポイント

1. 障害の概念を知る.
2. 身体障害，知的障害の程度を知る.
3. 重症心身障害の概念を知る.

障害とは？

- 障害の概念は，時代とともに変遷した.
- 1980年のWHO（世界保健機関）による国際障害分類（ICIDH）によれば，機能障害（impairments）とその結果として生じる能力低下（disabilities）から，これらの影響による環境との関係で生じる社会的不利（handicaps）とした.
- 1981年の国際障害者年のノーマライゼーションの理念が浸透していくとともに，2001年にICIDHの改訂版としてICF（International Classification of Functioning , Disability and Health；国際生活機能分類−国際障害分類改訂版）（図6-1-1）がWHOで採択された.
- ICFでは，障害のある人のみを対象としたのではなく，すべての人に適用されたのが特徴である.
- 障害者福祉研究会によれば，ICFの定義する「障害とは**機能（構造を含む）障害，活動制限，参加制約**のすべてを包括する用語で，個人の健康上の特徴と背景因子との間の相互関係の結果生じる現象であり，関係のあり方によって軽くも重くもなる」というものである.

障害の種類と疾病分類

- 子どもの障害は先天的なものと後天的なものがあり，原因不明なものも多く，成長発達過程のあらゆる段階で起こりうる.
- 子どもの障害はその内容から，運動障害（肢体不自由），知的障害（精神障害），視覚障害，聴覚障害，内部障害，発達障害などに分類できる．これらの障害を重複してもつ子どもも多い．これらを重複した子どもには，**重症心身障害児（者）**と呼ばれる行政的用語をもつ子どももいる（表6-1-1）.
- これまで知的障害児施設の収容棟や肢体不自由児施設の重度棟で対応していたが，医学的管理下の療養を必要とする特性に的確に対応するための施設を明確にした.
- 身体障害の程度を表す指標としては，身体障害者手帳の等級（1〜6級に区分され，1級が最重度．表6-1-2）が用いられることが多い.

図 6-1-1 ▶ 障害の概念

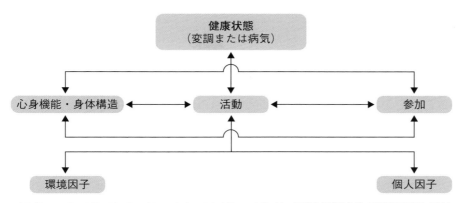

ICF（International Classification of Functioning , Disability and Health：国際生活機能分類-国際障害分類改定版.）

表 6-1-1 ▶ 文部省研究班による重症心身障害児の定義

身体障害度＼知能(IQ)		85 以上 A 正常	85〜75 B 劣等	75〜50 C 軽愚	50〜25 D 痴愚	25 以下 E 白痴
0	身体障害なし		1	2	3	4	5
I	日常生活が不自由ながらもできるもの	箸が上手に使えない．走るのが下手，跳べない	6	7	8	9	10
II	軽度の障害：制約されながらも有用な運動ができるもの	跛行はあるが歩ける，スプーンなどで食事ができる，自分で排尿排便ができる	11	12	13	14	15
III	中等度の障害：有用な運動がきわめて制限されているもの	座れる，這う，掴まるなどで移動ができる．物をとることができる．食物を握って食べることができる	16	17	18	19	20
IV	高度の障害：何ら有用な運動ができない	臥床，座らせて支えると座れる，物を持たせると握る，ほとんど移動できない，自分では全く食事ができない	21	22	23	24	25

- 知的障害の程度には，知能指数(IQ)や発達年齢で示されることが多い．
- 重症心身障害児の定義：1969 年，第 43 条 4 項「重度の知的障害及び重度の肢体不自由が重複している児童を入所させて…」とあり，明確な定義はないが，「知的機能が遅滞し，身体障害 1 級ないし 2 級程度の常時の介護を要する状態」とされており，医療・教育・福祉等の行政用語である．つまり，「重症心身障害児」の概念は，①寝たきりから座位までの運動障害があること，②知的には IQ が 35 以下であること，の両方が重度障害であることの要件である．
- 発達障害は，明確な定義はなく，狭義には発達期に生じた慢性で非進行性の脳あるいは神経の損傷から起こる障害となっている．これには，注意欠陥多

表6-1-2 ▶ 身体障害の程度

精神障害の程度		その他	軽度		中度		重度	
			6級	5級	4級	3級	2級	1級
	軽度							
	中度							
	重度						重症心身障害	

(厚生省研究班)

動性障害（ADHD），学習障害（LD），広汎性発達障害（自閉症，アスペルガー症候群，高機能自閉症），精神遅滞などがある．

自己学習 ▶ 障害の概念

1. 障害者福祉研究会では，ICF（International Classification of Functioning，Disability and Health：国際生活機能分類－国際障害分類改訂版）の定義を「障害とは，（　　　），（　　　），（　　　）のすべてを包括する用語で，個人の健康上の（　　　）と（　　　）との間の（　　　）の結果生じる現象であり，（　　　）によって（　　　）も（　　　）もなる．」としている．

2. 子どもの障害はその内容から，（　　　），（　　　），（　　　），（　　　），（　　　），（　　　）などに分類できる．これらの障害を重複してもつ子どもも多い．これらを重複した子どもは，（　　　）と呼ばれる行政的用語をもつ子どももいる．

3. 身体障害の程度を表す指標としては，（　　　）の等級が用いられることが多く，（　　　）級に区分されており，（　　　）級が最重度である．

解答

[1] 機能（構造を含む）障害，活動制限，参加制約，特徴，背景因子，相互関係，関係のあり方，軽く，重く

[2] 運動障害（肢体不自由），知的障害（精神障害），視覚障害，聴覚障害，内部障害，発達障害，重症心身障害児（者）

[3] 身体障害者手帳，1〜6，1

2 障害を伴う病気・症状とそのケア

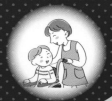

学習のポイント

1. 日常生活にどのような困難があるのかについて理解する.
2. 保育所・幼稚園が障害のある子どもの成長発達を支援する場であることを知る.
3. 保育所・幼稚園が障害のある子どもや保護者にとって, 安全で安心して過ごすことができる場となるよう配慮することを知る.

Check
シール

脳性麻痺

（1）どんな疾患なのか

- 脳性麻痺(Cerebral Palsy；CP)は, 受胎から生後4週間の間に, 脳が何らかの原因で損傷されたために, 運動や姿勢に異常(麻痺)をきたした状態である.
- 原因については, 出生前は脳形成異常・胎内感染・胎盤異常, 出生時は予定日より遅い分娩(遅延分娩)・酸素不足(低酸素症), 出生後は激しいけいれん・髄膜炎・外傷による頭蓋内出血・全身色強い黄色(核黄疸)などがある.
- 脳の損傷自体は非進行形・非可逆性であるが, 症状は神経系の成熟や緊張および発育に伴い変化する.
- 身体的・精神的障害が重複し, かつ, それぞれの障害が重度である児童および満18歳以上のものである, 厚生省次官通達(1963. 7. 26)による「重症心身障害児(者)」となる場合が多い.

（2）どんな症状があるのか

- 生後数か月しても首がすわらない, あやしても笑わない.
- 呼吸器疾患にかかりやすく, 呼吸困難となりやすい.
- けいれんを伴うことが多い.
- 体温調節が不良で, 発熱, 低体温となりやすい.
- 消化器症状：胸焼け(胃食道逆流現象；GER), 便がまったく出ない(腸閉塞；イレウス), 便秘などを起こすことが多い.
- 緊張などによる体の姿勢の変形をきたしやすく, 関節が固くなったりする(拘縮).
- 知的障害を伴うこともあるが, 個人差がある.
- 動きにわずかなぎこちなさを感じるものから, セルフケアが困難なものまで幅がある.
- 合併症は, てんかんや精神遅滞が多いが, 話が聞き取りにくい(構音障害)こ

163

図 6-2-1 ▶ 脳性麻痺の麻痺部位

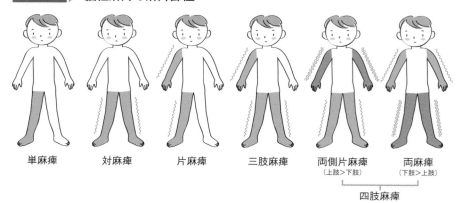

| 単麻痺 | 対麻痺 | 片麻痺 | 三肢麻痺 | 両側片麻痺
(上肢>下肢) | 両麻痺
(下肢>上肢) |

四肢麻痺

とが多い場合もある.

（3）病気をもつ子どもへの対応

- 障害の程度によって自分から能動的かかわりを求めたり，刺激を受けることは困難であるため，療育環境が果たす役割が大きく，子どもへの対応は一人ひとりの発育や疾患の状況を把握して行う．
- 意思表示をすることが難しいため，相手が子どもの反応に意味を読み取れなかったり，読み取るまでに時間を要する．保護者に子どもの意思表示のサインを確認するとよい．
- 養育者や周囲が，子どもの状況に配慮し，もっている力を十分発揮できるような環境の整備が必要である．
- ボイタ法による理学療法，作業療法，言語療法などの早期訓練が行われているので，その子どもの訓練状況を把握したうえでかかわることは大切である．
- 給食後は，30分ほど胃食道逆流現象（GER）予防のために右側臥とする．
- 発達を促す基本的接し方：重症児のサインを見つけて，コミュニケーションをとる．
- 重症心身障害児の遊びのポイント：①感覚の発達を促す遊び，②身体運動を促す遊び，③手の運動発達を促す遊び，④社会性の発達を促す遊び．

ダウン症候群

（1）どんな疾患なのか

- 先天性代謝異常における常染色体異常疾患で，21染色体のトリソミー型・転座型・モザイク型がある．
- 35歳以上の初めての妊娠の際，本疾患をもつ子どもの出生率が高い．
- 一般に比べ，白血病，先天性心疾患を伴う割合が高い．
- 不可逆性のもの（形態および機能不全に対し）であり，治療することができない．
- 外表奇形を伴い，知的障害，成長発達の遅れを伴うことが多い．

（2）どんな症状があるのか

- 出生時の身長・体重は平均より少なく，その後，これらの発育はゆっくりである．

- 図6-2-2に示したように，顔面が特徴的であり，目の吊り上がり（眼裂斜上），低い鼻（低鼻根），常に舌が出ている（巨舌），小さい耳，小さい頭（扁平後頭），知的障害，筋力が弱い（筋緊張低下），短い手足，消化器奇形，心奇形などがみられる．

- 脊柱支持筋の緊張が崩れやすく，猫背である．

- 知的障害をあわせもつが，個人によってその差がある．

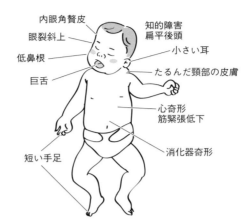

図6-2-2 ▶ ダウン症候群の特徴

内眼角贅皮
眼裂斜上
低鼻根
巨舌
知的障害
扁平後頭
小さい耳
たるんだ頸部の皮膚
心奇形
筋緊張低下
消化器奇形
短い手足

（3）病気をもつ子どもへの対応

- 妊娠中から染色体検査によって診断は確実であるため，園児の母親・家族の子どもの受容についての状況確認をし，必要時，家族の話を聞くことも必要である．

- 子どもの生命維持のための日常生活管理として，栄養維持のため適切な食事摂取の自立（図6-2-3），衣服着脱の自立（図6-2-4），排泄の自立（図6-2-5），成長発達促進のための遊びへのかかわり（図6-2-6, 7, 8）が必要である．

- 子どもの健康維持・増進のために，小児感染症の流行状況や感染予防のための予防接種状況の確認，定期的受診等を把握し，健康管理をすることが大切である．

摂食・嚥下障害

（1）どんな障害なのか

- 嚥下とは，水分や食物を口の中に取り込み，咽頭から食道・胃へと送り込む過程をいう．この過程に障害がある状態を摂食・嚥下障害という．

- 食行動は生命を維持するうえで不可欠なものであり，日々の生活のなかで食行動を通して心身ともに成長発達を遂げている．保育士・幼稚園教諭には，子どもの成長発達や障害の有無を理解し，すべての子どもが安全に楽しく食事を行えるよう見守り，支援することが求められる．

（2）障害をもつ子どもへの対応

- 保育士・幼稚園教諭は，集団生活のなかでの食行動を行う環境を整え，障害の有無にかかわらず食行動を通し，子どもの社会性の発達を促す役割がある．

- 摂食や嚥下に障害のある子どもは，食物，唾液，痰による誤嚥や窒息のリス

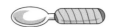 使いやすいスプーンの工夫

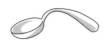

木を当ててビニールテープで固定する

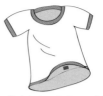 服の前後を判断する目印

目立たないように，内側に
本人によくわかる印をつける

図 6-2-5 ▶ トイレットペーパーの
目安となる印

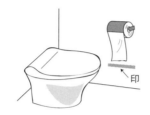
印

図 6-2-6 ▶ フープにつけた風船の
動きを追いかける

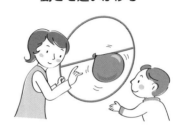

図 6-2-7 ▶ 音の出る玩具

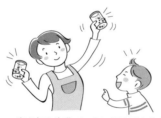

空き缶や牛乳パックに豆や米を入れ，
さまざまな音の出るものを作り，
子どもに音を聴かせる

図 6-2-8 ▶ 体を使った遊び

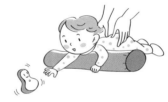

子どもを腹ばいにして小さなロールの上に両腕を
乗せる．子どもの前方に起き上がりこぼしを置い
て，手を出して触れることができるように援助する

▶医療的ケアを必要と
する子ども
【参照：第6章-4. 特
殊なケアの介助方法
p.181】

クをもつ．子どもの安全を保障するためには保育所・幼稚園に看護職を配置
し，連携をとっていく必要がある．

※医療的ケアが必要な子どもの安全に配慮して，保育所・幼稚園への看護職の配置や，
訪問看護ステーションとの契約など，管理体制を整えることが望ましい．

● **緊急時の対応として，緊急時に受診する医療機関の確保，保護者との連絡方
法，消防署との連絡調整をしておく．**

● 経口摂取が可能な場合は体位や食物を工夫し，誤嚥を防ぎながら食事をする．

※体位は，気道に食物が入り込むことを防ぐために顎を引いた姿勢に整える．

※食物は，咀嚼に問題がある場合は，煮たり蒸したりして舌と口蓋で簡単に押しつぶせ
る柔らかさに調理する．咽頭への送り込みがうまくいかない場合は，とろみをつける
などして，なめらかで変形しやすく，すべりをよくした形態にする．

※食事中にせき込みや，むせがみられた場合は誤嚥や窒息を疑う．安全確保のためにい
つでも吸引できるよう吸引器を準備しておくとともに，必要時には吸引を行い，状態
を観察する．

● 誤嚥を繰り返すなど経口摂取が難しい場合や，経口摂取では必要な水分や栄

養を摂れない場合は，**経管栄養法**[*1] の対象となる．

※経管栄養法は鼻からチューブを挿入し，先端を胃の中に留置して注入物を入れる方法（経鼻胃管栄養法）と腹部の皮膚から胃内に直接カテーテルを留置して注入物を入れる方法（胃ろう）がある．

（3）保護者への支援

① 障害児の保護者への支援

- 情報交換を十分に行い，子どもや保護者の置かれた状況の理解に努める．
- 適宜，社会資源の紹介（専門医療機関，療育機関，相談窓口，友の会など）をし，子育てに関する保護者の悩みや不安の軽減に努める．

聴覚障害

（1）どんな障害なのか

- 聴く力が残っている状態を**難聴**[*2]，音が聴こえない状態を聾（ろう）という．
- 聴覚障害の原因は，遺伝性，胎児期の原因（母親の風疹の罹患など），周産期の原因（未熟児など），先天性の疾患，後天性の疾患（髄膜炎，肺炎，中耳炎などの高熱が出る疾患）がある．
- 難聴は，音の振動を感じる部分に障害がある伝音性難聴，音を伝える部分に障害がある感音性難聴，その両方に障害がある混合性難聴に分けられる．
- 聴覚障害者は，言葉を話す動きに障害はないが，音が聴こえない，または聴こえにくいことで，耳で聴いて言葉を獲得することができないため，話し言葉が身につきにくく，発音が不明瞭になる．
- 乳幼児健康診査などにより早期発見し，耳鼻科による治療や専門機関での療育が受けられるようにする．

  ※聴覚は胎児期から発達するが，音を脳で聴き分けることができるようになるのは生後3か月ごろからである．生後6か月ごろになると目にみえないところからの音に敏感に反応し振り向くようになる．

- コミュニケーションの方法として，①聴覚口話法（相手の口の動きと，補聴器を通して聴こえる音をもとに話を読み取り，声をつけて話す），②手話（手の形と動き，身体の動き，表情で表現する），③指文字（50音を手指で表現する），④筆談（紙に文字を書いてやり取りする），⑤補聴器（音を大きくする機器を耳につける），⑥人工内耳（音の聴こえを補助する装置を耳に埋め込む手術を行う）がある．

（2）障害をもつ子どもへの対応

①生活上の配慮

- 聴覚によるコミュニケーションを主とする集団における疎外感に配慮する．
- 話し言葉の獲得が遅れることを知能の発達の遅れと混同しない．
- 話し言葉だけが人の言葉ではない．聴覚以外の言葉の存在に気づき，言葉を獲得できるように環境を整え，その子なりの心身の発達を促す．身振りや手話などの視覚的な言葉や遊びの導入をすることが効果的である．

＊1
経管栄養法は，医療行為に含まれる食行動であることから，実施は医療機関により医師が処方した注入物を，保護者または保育所・幼稚園の看護職が行うことを基本とする．2012年4月より，保育士，幼稚園教諭について，研修を受講する等の，一定の条件を満たせば，実施可能となっている．

＊2
難聴は，0～1か月で新生児聴覚スクリーニング検査を行い，3か月までに耳鼻科で精密検査をして確定診断し，6か月までに補聴器を装着するといった「1-3-6プラン」によって，就学時に健聴児とあまり差のない言語力を獲得できるといわれている．早期に療育がスタートできるよう，乳幼児健康診査での聴覚検査は大切である．

（3）保護者への支援

① 障害児の保護者への支援

- 情報交換を十分に行い，子どもや保護者の置かれた状況の理解に努める.
- 適宜，社会資源の紹介（専門医療機関，療育機関，相談窓口，親の会など）をし，子育てに関する保護者の悩みや不安の軽減に努める.

② 保護者が聴覚障害者である場合の支援

- 聴覚障害者は音のない，または聴き取りにくい世界にいることから，障害のある保護者とその子どもは聴覚に頼らない方法を介した豊かなコミュニケーションを成立させている.一方で，健聴な子どもが家庭内で聴覚を主とするコミュニケーションを獲得する機会は少ない.
- 保育所・幼稚園は，言語発達が目覚ましい乳幼児期の子どもが日々の生活のなかで聴覚を主とするコミュニケーションを獲得する場としての役割を担っている.子どもの発達を支援するという目的において，聴覚障害者を親にもつ子どもの早期通園を受け入れる役割がある.
- 聴覚に障害のある保護者に対しては，聴覚を主とした情報交換が困難であることに配慮し，筆談や電子メールなどの視覚を主とした連絡方法について検討するなどし，保護者と子どもが安心して通園できるように環境を整えることが求められる.

視覚障害

（1）どんな障害なのか

- みえにくい状態を**弱視**，まったくみえない状態を**盲**（もう）という.
- 視覚障害の要因は先天性のものが最も多い[*3].
- 盲は先天盲（生まれつき 0.002 未満の視力であった人）と，後天盲（中途失明）に分けられる.
- 盲の特徴は，①音に対して敏感である，②聴覚，触覚，嗅覚から情報を得る，③不意に頭や体に触れられることを嫌う，④初めての場所や場面，人に対して不安や恐怖心をもつことが多い，⑤自発的な模範行動ができにくい，といわれる.
- 弱視の特徴は，①幼児期の弱視は，みえやすい状態の経験が少ないため，みえにくさの認識が不足している，②字を書くことや，目でみる学習に困難が多くみられる，③身体運動や移動を安全に行うことに困難がみられる.
- 弱視は乳幼児健康診査などにより早期発見し，眼科による治療や専門機関での療育が受けられるようにする.

  ※3歳児の健康診査ではランドルト環を用いた方法で自覚的な検査が実施されているが，早期発見のためには，子どもの物をみるときの様子や目が寄っているといった斜視がないかなどを観察し，異常を感じた場合には眼科や小児科を受診するように勧める.

  ※斜視などによる弱視がある場合は，早期に眼鏡を装用して良好な視覚刺激・眼位で過ごすことにより視機能の発達を促す必要がある.

＊3
視力の発達は，「ピントが合ったものを鮮明にみる」といった視覚刺激により促される.生後3か月で0.1，3歳で0.6〜1.0を目安に視力が発達するといわれている.

用語解説

ランドルト環
視力検査をする際に，アルファベットの「C」のような形の指標が用いられる.この「C」をランドルト環という.隙間があいている場所は上，下，左，右，斜めがあり，隙間があいている部分がみえるかどうかで視力を判定する.3歳児健康診査では，2.5m離れた場所から0.1と0.5の指標がみえるかを検査する.子どもには，隙間を指差しする方法か，手に持った輪をみえている形に合わせる方法のどちらかで十分に練習させ，そのうえで検査する.

（2）障害をもつ子どもへの対応

①生活上の配慮

- 机，いすなどの保育室での配置をできるだけ変化させないなど慣れた環境を作る．
- 出入り口などに段差がある場合には，マットを敷く，テーブルの角などのとがったところにクッションをつけるなど，安全面の工夫をする．
- 靴の左右，服の前後や表裏がわかるようにボタンやアップリケをつけて触ってわかるようにする．
- 視力の弱い子には小さいものがみられるように拡大鏡を用意するなど，じっくりみせる工夫をする．
- 眼鏡や目の遮蔽などの治療が必要な子には，保護者との情報交換を十分に行い，治療への協力体制を整える．

（3）保護者への支援

①障害児の保護者への支援

- 情報交換を十分に行い，子どもや保護者の置かれた状況の理解に努める．
- 適宜，社会資源の紹介（専門医療機関，療育機関，相談窓口，親の会など）をし，子育てに関する保護者の悩みや不安の軽減に努める．

②保護者が視覚障害者である場合の支援

- 「目が離せない」という言葉があるように，子どもが安全に成長発達を遂げるためには保護者が子どもを見守る時期が必要であり，視覚に障害のある保護者はみることができない部分への支援を必要としている．また，子どもは，家庭において目でみたものを理解する学習の機会が少ない．よって，保育所・幼稚園は，保護者にとっては日常の子育ての支援を受ける場として，子どもにとっては視覚を通した成長発達の機会を得る場として期待されており，早期から通園を受け入れる役割がある．

  保護者と子育ての情報を共有するためには，細かな情報共有が必要であるが，連絡帳などを用いた視覚情報での伝達は困難であることに配慮し，口頭での連絡または電子メール（視覚障害者の多くはメールの読み上げ機能を利用しているため容易に情報を得ることが可能）など，音声情報による連絡方法について検討するなどし，保護者と子どもが安心して通園できるように環境を整えることが求められる．

自己学習▶ 障害を伴う病気・症状とそのケア

1. 脳性麻痺（cerebral palsy；CP）は，受胎から生後（　　　）週間の間に，脳が何らかの原因で損傷されたために，（　　　）や（　　　）に異常をきたした状態である．
2. 脳性麻痺の症状は，生後数か月しても（　　　），あやしても（　　　）．また，（　　　），（　　　），（　　　），（　　　），（　　　），（　　　），（　　　），（　　　），（　　　）がある．

3. 発達を促す基本的接し方として，（　　　）の（　　　）を見つけて，コミュニケーションをとる．

4. 重症心身障害児の遊びのポイントとして，（　　　）遊び，（　　　）遊び，（　　　）遊び，（　　　）遊びが重要である．

5. ダウン症候群は，（　　　）歳以上の初めての妊娠の際，本疾患をもつ子どもの出生率が高い．一般に比べ，（　　　），（　　　）を伴う割合が高い．（　　　）であり，治療することができない．（　　　）を伴い，（　　　），（　　　）の遅れを伴うことが多い．

6. 病気をもつ子どもへの対応として，母親・家族の（　　　）の受容についての状況確認をし，必要時，（　　　）の話を聞くことも必要である．

7. 子どもの生命維持のための日常生活管理として，栄養維持のため適切な（　　　），（　　　）促進のための遊びへのかかわりが必要である．

8. 子どもの健康維持・増進のために，小児感染症の流行状況や感染予防のための（　　　）状況の確認，（　　　）等を把握し，（　　　）が大切である．

9. 経管栄養法の実施者は，（　　　），または，保育所・幼稚園の（　　　）が行うことを基本とするが，研修を受けるなど，一定条件を満たせば（　　　）も実施が可能である．

10. 聴覚障害は，聴く力が残っている状態を（　　　）といい，音が聴こえない状態を（　　　）という．

11. 聴覚障害のある子どもには，集団における（　　　）に配慮し，（　　　）な言葉や遊びの導入をすることが効果的である．

12. 視覚障害は，みえにくい状態を（　　　）といい，まったくみえない状態を（　　　）という．

13. 視覚障害のある子どもには，保育室が（　　　）となるよう物の配置の変化に配慮するとともに（　　　）を行う．

解答

[1] 4. 運動, 姿勢
[2] 首がすわらない, 笑わない, 呼吸困難, けいれん発作, 発熱, 低体温, 胃食道逆流現象, 腸閉塞, 便秘, 体の姿勢の変形, 拘縮
[3] 重症児, サイン
[4] 感覚の発達を促す, 身体運動を促す, 手の運動発達を促す, 社会性の発達を促す
[5] 35, 白血病, 先天性心疾患, 不可逆性のもの（形態および機能不全に対し）, 外表奇形, 知的障害, 成長発達
[6] 子ども, 家族
[7] 食事摂取, 成長発達
[8] 予防接種, 定期的受診, 健康管理
[9] 保護者, 看護職, 保育士・幼稚園教諭
[10] 難聴, 聾
[11] 疎外感, 視覚的
[12] 弱視, 盲
[13] 慣れた環境, 安全面の工夫

3 精神的な障害 (発達障害/神経症) とそのケア

学習のポイント

1. 子どもの心の特徴を理解し，大人とは異なる配慮の必要性を学習する.
2. 発達障害のそれぞれの特徴を理解し，子どもと家族への対応方法について学習する.
3. 精神的な症状を示す子どもの特徴を理解し，子どもと家族への対応方法について学習する.

子どもの心の特徴と精神的な障害

- 子どもの心は身体と同様に発達途上にあり，大人とは異なる感じ方や反応を示す.
- 子どもは思考力の未熟さや経験の少なさなどから，精神的に不安定な状態になりやすい.
- 精神的なショックに対する対処方法も十分獲得しておらず，言語的表現も未熟なため，精神的な辛さを通常と異なる行動や身体的な症状として表現することがある.
- 子どもの精神的な障害には，生得的な特質(発達障害など)や社会的な要因が複合的に関連している場合が多く，症状も多様で個人差が大きい. 複数の精神障害が併存している場合も少なくない.
- 集団生活の中で，初めて気づかれる場合もある. 保育士や幼稚園教諭の「**ちょっと気になる**」は貴重なサインであり，早期発見によって早期療育・早期治療につなげることができるように，専門機関との連携が重要である.
- この章では，子どもの精神的な障害の中から，発達障害と神経症について学習する.

発達障害

- 発達障害とは人間が生まれてから成長・発達していく過程において，何らかの原因によって，その発達過程が阻害され，日常生活に支障をきたす状態である. **発達障害者支援法**では「自閉症，アスペルガー症候群その他の広汎性発達障害，学習障害，注意欠陥多動性障害その他これに類する脳機能の障害であってその症状が通常低年齢において発現するもの」と定められている. なお，本章では知的能力障害も含めて説明する.

用語解説

生得的な特質

発達障害は生まれつき脳機能の一部が通常とは異なることによって引き起こされていると明らかになっている.

早期療育

「療育」とは，障害のある子どもに対して，成長発達を促し生活の質が向上できるように，子どもの特徴に合わせた教育や訓練などを行うことである. 早期(幼少期)から支援することで，将来的な社会適応を可能とする.

巡回相談

障害に関する専門的知識や経験を有する巡回相談員が，地域の保育所・幼稚園に通う障害児に対する保育内容・方法等に関する指導・助言・相談を行うものである. その他の相談窓口として市区町村保健センターや児童相談所，子育て支援センター，発達支援センター等がある.

原口英之. 巡回相談による支援〜巡回相談を効果的に活用するには. 2008；ノーマライゼーション. 28(10).

用語解説

発達障害者支援センター

発達障害児(者)への支援を総合的に行うことを目的とした専門的機関である. 発達障害者支援法の中で位置づけられており, 発達障害児(者)とその家族が豊かな地域生活を送れるように, 保健, 医療, 福祉, 教育, 労働などの関係機関と連携し, さまざまな相談に応じ, 指導と助言を行っている.

知能指数(IQ)

個人の有する知的能力を知能検査により算出し数値化したものである. 知能指数は100を平均とする. 知能検査にはさまざまな種類が存在するが, 検査道具を用いて個別に行われるものが一般的である.

参考文献

水野智美, 西村実穂著, 徳田克己監修. こうすればうまくいく! 知的障害のある子どもの保育 イラストですぐわかる対応法. 東京:中央法規;2018.

岡田俊. 発達障害のある子と家族のためのサポートBOOK幼児編. 東京:ナツメ社;2012.

榊原洋一. 最新図解 発達障害の子どもたちをサポートする本. 東京:ナツメ社;2016.

> **「ちょっと気になる」子どもに出会ったら…**
>
> ①子どもの様子をよく観察して, 子どもの特徴に応じた関わりを, 園内で話し合いながら工夫する.
> ②家庭での状況について家族から話を聞き, 連絡を密にする.
> ③家族は不安や認めたくない気持ちなど複雑な感情を抱いている可能性があるため, 家族の気持ちに寄り添い, 子どもの成長発達を一緒に考える姿勢で対応する.
> ④園の中だけでは対応が難しい場合には, 巡回相談を活用して, 今後の支援の方向性について相談する(家族の了解を得ていることが望ましいが, 個人情報保護に留意する). 家族の希望があれば, 家族が巡回相談員と直接話ができるように調整する.
> ⑤必要であれば, 医療機関(小児科・児童精神科)への受診や発達障害者支援センターへの相談を勧める. すでに, 受診している子どもに対しては, 専門機関と連絡が取れる場合には連携し, 家族を介して情報を得る場合には家族の話をよく聞き, 統一した関わりができるように配慮する.

(1)知的能力障害(知的障害・精神遅滞)

①どんな障害なのか

- 知的機能の全体的な遅れがあり, 日常生活に支障が生じる障害. 知能指数(IQ)が70に満たない場合に知的機能に遅れがあるとされる.

②どんな特徴があるのか

- 同年齢の子どもとの交流がうまくいかない, 言葉の発達に遅れがある, 自分の思いを表現できないために人のものを盗ったり暴力を振るったりするなどの不適切な行動がみられる.
- 周囲の状況を理解できないためにその場の状況に合わない行動をとってしまう.
- 自分で考えて行動に移すことが苦手で, いつもキョロキョロと周囲の子どもたちが何をやっているのかを見てから行動に移す.
- 初めてのことやいつもとは違うやり方をする時に臨機応変に対応できず, その場にしゃがみ込んで動かなくなってしまう.
- 動作がぎこちなかったり, 手先が不器用だったりする.
- 尿意や便意といった排泄の感覚が弱く, おもらしが続きなかなかオムツがとれない.
- 痛みや暑さ・寒さなどの感覚が鈍く, 体の不調を訴えられない.
- 筋肉の発達がゆっくりなため体幹が弱くふにゃふにゃしている.

③子どもへの対応

- 子どもが少しでもやろうとしたり, 指示に従おうとしたりした時にはたくさん褒める.
- よく観察し子どものできることとできないことを把握し, 理解力に応じて繰り返し説明をしたり, 一緒に行動したりするなどして発達を促す援助をする.

- 知的能力障害には個人差があるため，知的能力障害と判定されても発達する可能性があることを理解して関わる．
- 子どもが言葉で指示されただけでは行動に移せない場合には，実物や絵カード，ジェスチャーなどの目で見てわかる手がかりを用いて伝える．
- 教えた時に理解したようであっても，次の機会にそれを行動に移すことができないことが多いので，何度も繰り返して定着を図る．
- いつもよりおとなしい，食が進まないなど，子どもに普段と異なる様子があった場合には体調不良の可能性を考える．

④家族への対応

- 家族と話をするときには，家族が子どもの遅れに気づいていない場合や気づいていても認めない場合などがあることを認識し，子どものできていないことに焦点をあてるのではなく，子どもの成長発達に必要なよりよい方法を見出すことに焦点をあてるようにする．
- 家族との連携を密にし，子どもが混乱しないよう園と家庭で統一した関わりができるようにする．
- 遠慮がちな保護者には園でできることを伝えて安心感を与える．

(2)広汎性発達障害 (自閉スペクトラム症・自閉症スペクトラム障害)

①どんな障害なのか

- 対人交流や他者とのコミュニケーションが難しく，日常生活に支障をきたす障害．自閉症やアスペルガー症候群もこの障害に含まれる．
- 自閉症：①他人との社会的関係の形成の困難さ，②言葉の発達の遅れ，③興味や関心が狭く特定のものにこだわるといった3つの特徴がある．
- アスペルガー症候群：知的発達の遅れを伴わず，かつ，自閉症の特徴のうち言葉の発達の遅れを伴わないもの．

②どんな特徴があるのか

- さまざまな特徴があるが，子どもによって現れる特徴はさまざまであり個人差が大きい．
- 言葉を相互的にやりとりしたり，気持ちを共有したりすることが難しい．
- 相手の気持ちや状況を考慮せず，感じたままの「本当のこと」を言ってしまう．
- 冗談や皮肉，あえて言葉には出さない部分のニュアンスがわからないことがある．
- 人の表情や視線・口調・しぐさ(ジェスチャー)といった言葉以外の表現を理解することが苦手．
- ごっこ遊びや見立て遊びが苦手．
- 友人関係の構築が難しい．
- ものごとを覚えたり，決まりを守ったりするのが得意な一方，急な変更に柔軟に対応することが苦手．新しい状況に見通しがもてないと不安が高まりパニックになることもある．
- ドアを何度も開け閉めしたり，目の前で手をひらひらさせたりするなど同一

参考文献

岡田俊. 発達障害のある子と家族のためのサポートBOOK 幼児 編. 東京：ナツメ社；2012.

榊原洋一. 最新図解 発達障害の子どもたちをサポートする本. 東京：ナツメ社；2016.

の行動を繰り返す.

- 特定のことに極めて強い関心を持っていたり，こうしなければならないと決めたことは徹底的に守り，融通がきかないなど，こだわりが強い.
- 大きな音や機械音などを嫌がる（聴覚過敏），髪や肌に触れられるのを嫌がる（触覚過敏）など特定の感覚に敏感で周囲の人が気にならないような刺激にも極端に反応することが多い.

③子どもへの対応

- 子どもの良い部分に目を向け，できたことはすぐに褒めるなど良い部分を伸ばしていく.
- トラブル時などには頭ごなしに叱らず，子どもの訴えをよく聞いたり反応をよく見たりする.
- 子どもが理解できていないと思われる時には，本人がどう捉えたのかを確認し，必要であれば補足の説明をする.
- 全体の流れとは違うことに夢中になっている時にはやりたいことを無理に取り上げず，「○回だけね」といった約束をする.
- あいまいな表現は避けできるだけ短い言葉で具体的かつ明確に話し，指示は一つずつ伝える.
- 話して伝わらない場合は絵や文字にするなど視覚的に伝える.
- あらかじめ終わりの時間を伝えるなど先の見通しをもたせたり，急な予定変更はできるだけ避けたりする.
- 対応する時は嫌な音がしないなど，その子が落ち着ける環境で行う.
- 子どもが嫌いな刺激や過敏に反応する刺激を把握し，できるだけ避ける.

④家族への対応

- 子育てに悩んでいたり，ストレスを感じていたりする保護者に対しては，無理に障害を認めさせるのではなく，不安を一つずつ解消し，将来に対して見通し（予測）が立てられるように対応する.
- 保護者の育て方や家庭環境のせいではないことを伝えたうえで保護者の心配していること，家庭での困りごとについて相談に乗る.
- 家庭で行われている対応や関わり方の工夫を聞き，子どもの特性に応じた対応方法を一緒に考えながら園と家庭で統一した関わりをする.
- 食事や睡眠をしっかり確保するために生活リズムを整えることを勧める.

（3）注意欠陥多動性障害(ADHD)[1]

①どんな障害なのか

- 注意力の欠如，衝動性，多動性によって日常生活に支障をきたす障害.

②どんな特徴があるのか

- 気が散りやすい，興味のないことや意欲のわかないことには注意が持続しない.
- 大好きな遊び以外には集中できない，上の空でぼーっとしていることが多い.
- 注意を全体にいき渡らせることが苦手で必要なものが目の前にあっても気づかないことがある.

[1]
注意欠陥多動性障害
（ADHD：Attention
Deficit Hyperactivity
Disorder）

- 忘れ物や落とし物が多く，ものをよくなくす．
- 思ったらすぐに行動に移してしまうなど落ち着きがなくじっとしていられず，いつも動き回っていたり，おしゃべりが止まらない．
- 待つことや我慢することが苦手で状況の読み取りが難しいため，割込みや横取りをしてしまいトラブルになることがある．
- 自分の要求が満たされないと感情が抑えられない．
- 高いところに上りたがる．

③子どもへの対応

- 子どもが何かできた時や適切な行動が取れた時には，すぐに褒めることで子どもの満足感とやる気を高める．
- **不適切な行為に対してはあまり注目しないことが大事である**が，危険な行動や他者に対しての著しい迷惑行為に対しては感情的に叱らず，本人の気持ちを確認しながら，なぜその行為が不適切なのかといった理由を説明する．
- 列への割込みといった衝動的な振る舞いによるトラブル時には，言葉での表現の方が適切な行動であることを具体的に説明する．
- いきなり全部を要求せず，簡単なことから少しずつスモールステップで取り組ませる．
- 子どもが忘れたとしても，思い出して行動できるような仕組みをつくる（チェックリスト，はり紙，メモなど）．

④家族への対応

- 保護者も疲弊している場合があるため気持ちに寄り添って話を聞く．
- **感情的な対応は逆効果になることが多いと説明し，子どもの特性に応じた対応方法を一緒に考える．**
- 園と家庭でのルールにくいちがいが起こらないようにしっかりと共有し統一して対応する．
- 食事や睡眠をしっかり確保するために生活リズムを整えることが良いと伝える．

(4)学習障害(LD)*2

①どんな障害なのか

- 全体的な知的発達に遅れはないが，聞く，話す，読む，書く，計算する，または推論する能力のうち，特定のものの習得と使用に著しい困難を示す障害．

②どんな特徴があるのか

- 幼児期には日常生活に支障をきたすことが少ないため，小学校に入学して，本格的な学習が始まってから気づかれることが多い．
- 文の組み立てや順番を考えるのが苦手なため，言いたいことがあってもうまくまとまらず発言できない．
- 聞いたことを整理して把握するのが苦手なため，長い質問だと最初に何を質問されたのか忘れてしまい質問に答えられないことがある．
- 雑音と必要な音との区別が苦手なため，全体へ向けての話が理解できない．

*2
学習障害(LD：Learning Disability)

③子どもへの対応
- 小さな目標をクリアしたら必ず褒め，達成感をもたせる．
- 苦手なものを得意なもので代替できるような工夫をする．
- 苦手な課題に取り組むときなどは焦らせず，必要時は一緒に取り組む．
- 本人の苦手なことに対して無理に取り組ませず，本人のペースでできるようにする．

④家族への対応
- 失敗から学ばせようとすると嫌な経験だけを記憶させてしまいがちなので，できたことを褒めてできるだけ成功体験から学べるようにすると良いことを伝える．
- 家庭での様子を伺い，園での様子と合わせて苦手な部分と得意な部分を把握する．得意な部分を積極的に活かして，家族が前向きに子育てを進められるように支援する．

参考文献

R. グッドマン，S. スコット著，氏家武，原田謙，吉田敬子監訳．必携 児童精神医学 はじめて学ぶ子どものこころの診療ハンドブック．東京：岩崎学術出版社；2010．

神庭重信，三村將編．DSM-5 を読み解く4 不安症群，強迫症および関連症群，心的外傷およびストレス因関連障害群，解離症群，身体症状症および関連症群．東京：中山書店；2014．

神経症

（1）チック症

①どんな障害なのか
- 突発的，反復的に，身体が素早く動いてしまったり，声が出てしまったりするもの．

②どんな特徴があるのか
- 単純なチックでは，瞬き・顔をしかめる・首をひねる・うなる・鼻をすする・咳をするなどの単純な行動を繰り返す．
- 複雑なチックでは，髪を触る・物のにおいをかぐ・汚い言葉やわいせつな発語をするなど，一見すると意味のありそうな言動であるが実際には意味のない言動が出てしまう．
- 自分で意識をして症状が出ないようにコントロールすることは難しい．
- 症状は強くなったり，弱くなったりを繰り返すことが多い．
- 睡眠中や活動に集中している時には，現れにくい．
- ストレスが強い時やリラックスしている時に悪化することが多い．
- チックの出やすい体質が関連しており，発達障害や他の精神障害との併存もある．
- 大半は 1 年以内に消失し，長引いても成人までには目立たなくなることが多い．

③子どもへの対応
- チックの症状として出ている行動や発語を無理にやめさせようとしない．
- 症状が出ていても活動に参加できるように，子どもの気持ちを聞きながら対応する．
- 症状が強い時は体力消耗が強くなることもあるため，状況により休憩できるようにする．
- 症状をからかわれたり，真似されたりしないように，わざとやっているのではないことを他の子どもが理解できるようにし，周囲の大人が普通に接する

ように環境を整える.

④家族への対応

- 自分ではコントロールが難しい症状であり，良くなったり悪くなったりを繰り返すものであることを家族に理解してもらい，チックの症状に悩みすぎないように話を聞く.
- 家での状況を聞き，子どものストレスを軽減し，安心できる環境を一緒に考え対応する.ストレスは，症状出現のきっかけにはなるが原因ではなく，ストレスがなくても症状が出ることもあるため，神経質になり過ぎず，普通に接するよう勧める.
- 一過性の場合には治療を必要としない場合もあるが，続く場合には専門家に相談するように勧める.

（2）排泄症（おもらし）

①どんな障害なのか

- 排泄が自立する時期（4〜5歳）以降に，夜間や昼間に尿や便をもらしてしまうもの.

②どんな特徴があるのか

- 尿を出したり，貯めたりする身体の機能の発達が遅れていることが多いが，心理的な影響によって，長引くこともある.
- 便をもらしてしまう場合には，「便秘がある」「トイレが怖い」「ストレスが強い」「他の精神的な問題を抱えている」などの複数の要因が関連していることが多い.

③子どもへの対応

- おもらしをしてしまった場合には叱責せず，大人の否定的な行動や周囲の子どものからかいなどから，子どもの心が傷つかないように対応する.
- 焦らずに，ゆっくりと排泄できる環境を整える.
- 尿のおもらし対策としては，日中にしっかりと水分をとらせ，トイレに行く習慣をつける.2時間ごとを目安にトイレに行くように促し，子ども自身がトイレに行く必要性を意識できるようにする.

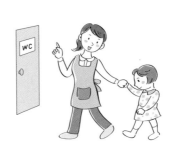

- 子どもと良好な関係性を持ち，悩みや不安がいつでも話せるように対応する.

④家族への対応

- 小学校に上がる頃に悩む保護者が多いため，家族の心配をよく聞き，園で行っている対応方法を家庭でも心掛けてみるように説明する.
- 日中にしっかりと活動させ，夜間に充分な睡眠をとらせるように勧める.夜尿対策として，夜中に起こして排尿させることは，夜間の睡眠を中断させ，尿の濃縮がされなくなるため，勧めない.
- 便秘対策は，尿・便の両方のおもらしに効果があるため，食物繊維や水分の摂取を勧め，毎日の排便習慣を整えるように促す.

- ストレスが強い環境がある場合には，ストレスを軽減できる対策を一緒に考える．
- 改善しない場合には専門家への相談を勧める．

（3）不安症

①どんな障害なのか

- 恐怖や不安を強く抱き，日常生活を送るのに困難や支障をきたすもの．
- 不安症には，さまざまなものがあるが，本項では，幼児期に起こりやすい母子の分離不安・場面緘黙（選択性緘黙）．
- 不安から起こりやすい登園しぶり（登園拒否）を取り上げる．

②どんな特徴があるのか

- もともと不安を強く感じやすい気質を持っていることが多い．子どもの家族も不安を抱きやすい傾向にあることが多く，親の不安が強いと子どもの不安も強くなりやすい．
- **分離不安**は，幼少期には正常の反応で発達の証であるが，通常母親から離れられる時期においても，親から離れることに強い不安を抱き，親と別れる際に長期間泣き続けたり，強い抵抗を示し続ける状態は分離不安障害とされる．
- **場面緘黙**（選択性緘黙）は，家庭では会話ができるが，特定の社会状況（保育園など）では，一貫して発語ができない状態が続く．話したくないのではなく，緊張の強さから不安をもち話せない状態にある．
- **登園しぶり**（登園拒否）は，複数の要因が関連しているが，背景に子どもの不安がある場合が少なくない．

③子どもへの対応

（分離不安の場合）

- 親は時間になれば迎えに来てくれることを伝え，子どもが関心を持って楽しめる活動を提供する．泣き続けることを叱ったり，責めたりしない．
- 親から離れて頑張っている気持ちを認め，子どもが自信を持てるように支援する．

（場面緘黙の場合）

- 無理に発語を促さず，発語をしなくても活動に楽しく参加できるように配慮する．
- 発語をした場合でも過度に注目せず，発語の有無にこだわらない対応をする．
- 子どもからの反応がなくても他の園児と同様に対応し，安心できる関係性を作る．
- 発語しないことをからかわれたり責められたりしないように，わざとやっているのではないことを周囲の人が理解できるようにする．

（登園しぶりの場合）

- 登園できた時には，子どもが楽しく活動できるように支援する．
- 園での生活が不安の要因になっている場合には，改善のための対策を園内で話し合い，対応を統一する．

④家族への対応

- 親が悩んでいることも多いため，不安な気持ちをよく聞き，園での生活に安心してもらえるように連絡を密にする．親自身が笑顔で子どもの送迎を行えるように支援する．

(分離不安の場合)

- 家でのスキンシップや安心できる環境の調整を心掛けてもらい，子どもから離れる時は，きちんと説明するように促す．
- 親から離れるのが難しい場合でも子どもを責めずに，安心して預けて良いことを説明する．

(場面緘黙の場合)

- 親が過度な不安を抱かないように，発語をしなくても楽しめている状況などを説明する．
- 家での様子を聞いたり，必要な場合は家庭訪問をするなどして，安心できる環境の中で家族を交えた交流を試みるのも良い．

(登園しぶりの場合)

- 無理やり登園させるのではなく，気持ちをよく聞いてあげるように説明する．
- 朝気分よく起きることができるように，規則正しい生活を整えることを勧める．
- 子どもを責めず，安心して登園できる対策を家族と一緒に考える．

自己学習 ▶ **精神的な障害(発達障害／神経症)とそのケア**

1. 子どもの心は(　　　　)にあり，精神的に(　　　　)な状態になりやすい．
2. 気になる子どもに対しては，園内でよく相談して対応する必要があるが，解決できない場合には，(　　　　)や(　　　　)に相談し，(　　　　)・(　　　　)につなげることが大切である．
3. 発達障害とは「自閉症，アスペルガー症候群その他の(　　　　)，(　　　　)，(　　　　)その他これに類する脳機能の障害であってその症状が通常低年齢において発現するもの」と(　　　　)に定められている．
4. 知的能力障害は，(　　　　)の全体的な遅れがあり，日常生活に支障が生じる障害であるが，子どもをよく観察しできること，できないことを把握し(　　　　)に応じて関わることが大切である．
5. 広汎性発達障害とは，(　　　　)や他者との(　　　　)が難しく，日常生活に支障をきたす障害であるが，(　　　　)な表現を避けたりあらかじめ(　　　　)を伝えておくといった関わりが良い．
6. 注意欠陥多動性障害とは，(　　　　)の欠如，(　　　　)，(　　　　)によって日常生活に支障をきたす障害であるが，保護者には(　　　　)を整えると良いことを伝える．
7. 学習障害とは，全体的な知的発達に遅れはないが，聞く，話す，(　　　　)，(　　　　)，(　　　　)する又は推論する能力のうち特定のものの習

得と使用に著しい困難を示す障害であるが，子どもの苦手なものを得意なもので代替できる工夫が重要である．

8．チック症は，（　　　　　）・（　　　　　）に身体が動いたり，発語してしまう症状であるが，無理にやめさせず，子どもの気持ちを聞きながら，活動に参加させるのが良い．

9．排泄症（おもらし）は，（　　　　　）の機能が十分に発達していない場合が多いため，（　　　　　）を見直したり，（　　　　　）習慣を整える対策が大切である．

10．（　　　　　）は，家族から離れることに強い不安を抱き続ける場合であり，（　　　　　）は，家庭では会話できるが，園などの特定の社会状況では会話ができない状態が続く場合である．いずれも，子どもが（　　　　　）して，生活できるように支援することが重要である．

解答

[1]発達途上，不安定
[2]巡回相談，専門機関，早期治療，早期療育
[3]広汎性発達障害，学習障害，注意欠陥多動性障害，発達障害者支援法
[4]知的機能，理解力
[5]対人交流，コミュニケーション，あいまい，見通し
[6]注意力，衝動性，多動性，生活リズム
[7]読む，書く，計算
[8]突発的，反復的
[9]身体，生活，排泄
[10]分離不安，場面緘黙（選択性緘黙も可），安心

学習のポイント

1. 医療的ケアの必要な子どもへのかかわりにおける日常の観察点と緊急時の対応を知る.

医療的ケアにかかわる現状と課題

医療的ケアとは,経管栄養,痰の吸引,導尿などの医療的な生活援助行為のことである.これらのケアは,家庭内にとどまらず,介護や教育などの現場でも必要とされてきている.医療的ケアを必要とする子どもたちの在宅療養が進むなか,保育所や特別支援学校における看護師の配置が進んでいるが,常勤は少なく,実際には保護者が出向いて医療的ケアを実施している例も明らかになっている.

医療的ケアは,原則として医師や看護師が行うが,都道府県または登録研修機関で実施される喀痰吸引等研修を受け実施することができる.多職種で協力・連携を図り,緊急時の安全対策や環境整備,マニュアルの見直し,医療的ケアに関する指導や研修を啓発するなど,よりよい医療的ケアのあり方を考えることが大切である.

経管栄養

(1)経管栄養とは

- 咀嚼・嚥下機能障害によって経口摂取が制限される場合に,経管(栄養カテーテル)により流動食・経腸栄養剤を胃や十二指腸へ注入する方法のことである.
- 注入経路は,経口〜胃,経口〜十二指腸,経鼻〜胃,経鼻〜十二指腸,胃瘻,腸瘻などがある(図6-4-1〜3).

(2)実際の方法

- 必要物品を準備する(注入器,注入する栄養剤,カテーテルチップシリンジ,白湯,聴診器).
- 栄養剤を温める(人肌より少し温かい温度).
- 注入器に栄養剤を入れ,クレンメを調節しながら栄養剤で筒内を満たしクレンメを閉じておく.
- 胃内容液をカテーテルチップシリンジで吸引する.
- 透明な液(胃液)や,前に入れた栄養剤の残りが引ければ,栄養カテーテルの先端が胃内に入っている.
- カテーテルチップシリンジで少量の空気を栄養カテーテルから胃内に入れ,

用語解説

カテーテルチップシリンジ
栄養カテーテルに接続して,栄養剤などを胃に注入するためのシリンジ(注射筒).

クレンメ
点滴や胃瘻の滴下量と滴下速度を調整する器具.

181

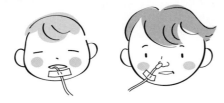

図 6-4-1 経口・経鼻カテーテル固定方法

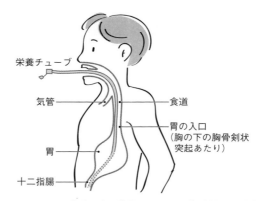

図 6-4-3 経口・経鼻カテーテル注入経路

栄養チューブ

気管

食道

胃の入口
（胸の下の胸骨剣状
突起あたり）

胃

十二指腸

経鼻で十二指腸までチューブを挿入する場合は
点線で示したところまで入る. 乳児期は基本的
に鼻呼吸のため, 経口挿入となる

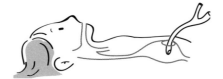

図 6-4-2 胃瘻カテーテルの位置と接続方法

（参考：谷川睦子, 地蔵愛子. 小児在宅移行指導マニュアル. 東京：へるす出版：2001.）

聴診器を用い, 胃の所で音が聞こえたら胃内に入っている.
- 準備しておいた栄養剤の入った注入器と栄養カテーテルを接続し, クレンメ
  を開けて注入速度を調節する.
- 注入終了後は, クレンメを閉めて栄養カテーテルを折り曲げて接続部から外す.
- カテーテルチップシリンジで白湯を 10mL 入れ, 栄養チューブ内の栄養剤を
  流した後, 少量の空気を入れキャップを閉じる.

ポイント・注意点
- 注入の体位は, 座位または仰臥位とし, 嘔吐や誤嚥を防ぐ.
- 注入前, カテーテルの先端が胃内に入っていることが確認できない場合や,
  はっきりしない場合は注入を行わず, 医師または看護師, 保護者に報告をする.
- 注入中に栄養カテーテルが抜けると誤嚥性肺炎を起こす危険性がある.

吸引
- 吸引とは, 口腔内や気道内などの分泌物や貯留物を圧力差や重力を用いて体
  外に排出させる治療法のことである.
- 子どもは口腔内に対して舌が大きく, 鼻孔が小さいなど気道が狭いことか
  ら, 分泌物により閉塞しやすい. また, 気管内径も狭く, 容易に気道内の抵抗
  が高くなり, 肺内容量が少ないことからも呼吸困難な状態になりやすい.
- 子どもの呼吸は 1 回の換気量が少ない分, 呼吸回数を多くしているが, 中枢
  神経系が未熟なため呼吸回数が過剰になるとかえって呼吸中枢の働きを抑制
  させる. また, 体重あたりの換気量が大きい, 基礎代謝が高いことなどから
  換気の効率が悪く, 呼吸が抑制されやすい.

①吸引の目的
- 口腔内から気道内の分泌物を除去し, 気道を確保する.

- 分泌物や貯留物による窒息や誤嚥を回避し，無気肺や肺炎などの合併症を予防する．
- 鼻腔・口腔の分泌物を除去し，清潔を保持する．
- のどぼとけの位置よりやや下の皮膚を切って，その奥にある気管の前壁

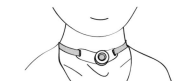

図 6-4-4 ▶ 気管切開中の幼児

を切開したところにカニューレを入れて切開孔がふさがらないようにしたものを気管切開といい，気管吸引が行える（図 6-4-4）．

②どのようなときに行うか

- 自分で分泌物や貯留物を吐き出せないとき，上気道感染などで分泌物が多いとき．

（1）鼻腔・口腔吸引

- 必要物品を準備する（子どもに適切なサイズの吸引カテーテル，吸引器，吸引器用接続チューブ，水道水を入れたカップ，使い捨て手袋，アルコール綿，蓋付きの清潔なカップ）．
- 手洗いをする．
- 子どもに声をかけながら，必要最小限の身体の固定をする．
- 使い捨て手袋をつけ，吸引カテーテルを取り出し吸引器用接続チューブに接続する．吸引カテーテルを折り曲げ，吸引器の圧が上昇するか確認する．
- 利き手でないほうの親指で吸引カテーテルを折り曲げたまま，鼻腔（口腔）にカテーテルを静かに挿入する．
- 折り曲げていた部分を開放して圧をかけ，カテーテルを静かに回しながら引き抜くようにして吸引する．
- 分泌物の性状や量，子どもの呼吸状態が楽になったか観察する．子どもに終わったことを伝える．
- 終了後，アルコール綿で吸引カテーテルを拭き，水を通して吸引用接続チューブから外し，蓋付きカップに入れる．

ポイント・注意点

- 吸引圧，吸引カテーテルのサイズは，乳幼児は 100〜150 mmHg/6〜10Fr である．分泌物の粘稠度が高いときは圧を上げる．圧が低くても吸引できないし，高すぎると粘膜を傷つけたり低酸素状態になるので注意が必要である．1 回の吸引時間は 5〜10 秒以内とする．
- 咽頭部を超えて吸引カテーテルを挿入しない．挿入の長さは，口角から耳朶までの長さとする．

（2）気管吸引

- 必要物品を準備する（子どもに適切なサイズの吸引カテーテル，吸引器，吸引器用接続チューブ，使い捨て手袋，水道水を入れたカップ，アルコール綿，蓋付きの清潔なカップ）．
- 手洗いをする．

- 子どもに声をかけながら，必要時身体を固定する．人工鼻を外す．
- 吸引カテーテルの挿入部分を不潔にしないように吸引器用接続チューブに接続する．利き手に手袋を装着し，吸引カテーテルを持つ．
- 利き手と反対の親指で吸引カテーテル接続部を折り曲げて吸引圧を確認する．
- 吸引カテーテルをカニューレ内まで挿入する場合は吸引圧をかけたまま，カテーテルを回旋させながら挿入し，同様に引き抜きながら吸引する．
- 気管支分岐部手前まで挿入する場合は，吸引圧をかけずに挿入し，決められた深さに到達したら吸引圧をかけてカテーテルを回旋させながら引き抜き吸引する．
- 子どもの呼吸状態，吸引物の性状・量を観察する．人工鼻をつける．
- アルコール綿で吸引カテーテルを拭き，水を通して吸引器用接続チューブから外し，蓋付きカップに入れる．

ポイント・注意点

- 1回の吸引で不十分な場合，顔色や呼吸状態が落ち着いてから再度吸引を行う．
- 吸引圧の目安は，子どもは80〜150mmHg，吸引カテーテルのサイズはカニューレの2分の1程度の太さが適当とされる．
- 1回の吸引は5〜10秒で行う．
- 吸引カテーテルを引き抜くとき，カニューレが抜けてこないように片手でカニューレを支えながら行う．

（3）人工呼吸器

- 人工呼吸器とは，自発呼吸が不十分になったときに，新鮮な酸素を含んだ医療ガスを吸気として供給し，換気を助ける機械のことである．肺の換気障害や酸素化障害を改善し，自発呼吸を代行し呼吸筋の疲労を少なくする．
- 人工呼吸器の種類：病院などで酸素や圧縮空気の配管を使用し，さまざまな条件設定が可能な人工呼吸器と，電源だけで作動し在宅で使用できたり携帯できる在宅用人工呼吸器がある．気管切開や気管挿管せずに鼻や口にマスクを使用する非侵襲的換気療法用の呼吸器もある．
- 人工呼吸器の誤作動や故障は，使用している子どもの生命維持に大きく影響を及ぼすため，操作方法，アラーム設定，アラーム対処などの管理方法を理解しておく必要がある．

①人工呼吸器の設定

- 人工呼吸器の各種設定は対象者の呼吸の状態にあわせて医師が行う．誤って設定が変更されないように工夫がされているが，適宜設定の確認ができるように人工呼吸器の近くに「人工呼吸器設定指示書」などを用意しておくとよい．

②アラーム対処

- まず子どもの安全を確認し，アラーム対応表などを参照しながらアラームの内容を確認し，問題解決する．
- 保育所や特別支援学校などでの対処方法については，あらかじめ保護者に確認しておく．

人工呼吸器に関する参考書籍

鈴木康之，舟橋満寿子監．新訂版 写真でわかる重症心身障害児(者)のケア アドバンス．東京：インターメディカ；2020．

（4）導尿

- 導尿とは，尿道口からカテーテルを挿入し，膀胱にたまった尿を排泄させることである．
- 膀胱機能障害などの排尿障害がある場合，膀胱内に尿をためておくことができず尿失禁となったり，尿を完全に排泄することが困難となり，尿路感染や腎機能障害を引き起こすこともある．これらの二次的な障害をできる限り防ぐために導尿は有効である．
- 排尿障害の状態やライフスタイルに合わせた回数や間隔を設定することによって，排尿障害をもつ子どもの生活の質の向上や，活動範囲拡大に大きく影響する．
- 操作は無菌操作で行う必要がある．
- 自己管理下で導尿が実施できる時期は，一般的に 8 〜 9 歳といわれている．
- 保育所・幼稚園などで，乳幼児自身が導尿を実施することはなく，保護者が実施し，周囲の人は，環境調整，カテーテル準備，尿器や姿勢の保持等の「導尿の補助」を行う．

車椅子操作

（1）車椅子の種類

①幼児用標準型車椅子（図 6-4-5）

- 幼児用の標準型であるが，ハンドルの柄が長い．比較的座ることが保持できる肢体不自由児に適応．

②座位保持機能付き車椅子

- オーダーメイドで特別に座位保持機能をつけたもの．身体の変形などにより，標準型車椅子では座ることが困難な脳性麻痺児などに適応．

③バギー

- 背もたれの全長が高く，座角度が大きい．後輪は固定輪，前輪はキャスターで，コンパクトに折りたためる．障害児の外出に用いられる．

④姿勢保持バギークルーザー

- 背もたれの角度，シートの奥行，足乗せの高さなど調整機構と姿勢保持のための付属品が選択できる手押し型車椅子．
- 幼児から成人まで適応．

（2）操作の実際

- 車椅子への移乗時は必ずブレーキレバー（ストッパー）がかかっていることを確認する．足乗せと，肘かけ（必要時）も上げておく．
- ベッドからの移乗時は，車椅子をベッドに対して 30 度の角度におく．
- ベッドの端で子どもを坐位に保ち，子どもの脇から介助者の腕を入れ，もう一方の腕で子どもの膝を抱えて抱き上げ，ゆっくりと体を回転し，シートに座らせる（図 6-4-6）．
- しっかりシートに腰掛けたら，足乗せ，肘掛けを戻し，足と肘を乗せる．
- 子どもの体格が大きく介助者一人で移乗ができなければ，二人で行う．子ど

図6-4-5 標準型車椅子の各部の名称

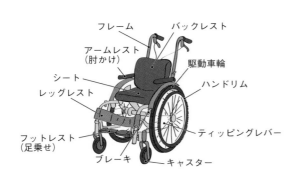

- フレーム
- バックレスト
- アームレスト（肘かけ）
- 駆動車輪
- シート
- ハンドリム
- レッグレスト
- ティッピングレバー
- フットレスト（足乗せ）
- ブレーキ
- キャスター

図6-4-6 子どもを車椅子に乗せるとき

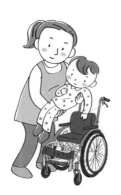

もに腕を組んでもらい，一人が子どもの後ろから脇の下へ腕を入れて子どもの腕をつかむ．もう一人は子どもの前から両膝を持ち上げ，二人で息を揃えて移乗する．

- 坂を上るときは前向きで，坂を下るときは後ろ向きにしてゆっくり進む．
- 段差がある場合は，ハンドルを押し下げ，ティッピングレバーを踏み，キャスター（または前輪）を浮かせて段の上に下ろす．ハンドルを持ち上げ後輪を段に乗せる．
- 自分で操作を行うときは，ハンドリムを握って前後に動かせる筋力が必要である．ハンドリムにノブをつけたり，電動機能付きの車椅子を使用する．

（3）操作時のポイント・注意点

- 使用する前に必ず車椅子の点検（車輪の動き，ブレーキのかかり具合，タイヤの空気圧など）を行う．また，定期的に点検と清掃も行う．
- 崩れた姿勢で長時間座っていると，局所や内臓に負担がかかるので，適宜姿勢が保たれているか，長時間同じ姿勢になっていないかなど注意する．
- 移乗時や車椅子で移動するときは，子どもに声をかけながら行う．
- 駆動輪へ子どもの手が挟まれないように注意する．

自己学習 ▶ 特殊なケアの介助方法

1. 医療的ケアの必要な子どもへの関わりにおける日常の観察点は，（　　　）が溜まっていないか，（　　　）は悪くないか，（　　　）は多かったり少なかったりしていないか，（　　　）はないかなどである．緊急時には，看護師が原則として（　　　）を行う．看護師，（　　　）や（　　　）と協力・連携し，緊急時の対応を確認し，医療的ケアに関する（　　　）や（　　　）を受けるなど，子どもにとってよりよい医療的ケアのあり方を考え行動する．

解答

［1］分泌物，顔色，呼吸回数，むせ，吸引，主治医，保護者，指導，研修

7章

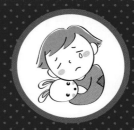

児童虐待

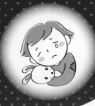

1 児童虐待の定義

Check
シール

1. 児童虐待の概念と現在を知る.

児童虐待の現状

（1）児童相談所における相談件数の推移

- 図7-1-1に詳細に示した. 児童虐待の改善がみえるどころか, 2017年度は133,778件（速報値）を超え, 増加の一途をたどっている.
- 近年のデータでは虐待の種類は, 心理的虐待が最も多く, 身体的虐待, 保護の怠慢（ネグレクト）の順になっている（図7-1-2）.
- 主な虐待者は, 実母が最も多く, 次いで実父, 実父以外の父親となっている（図7-1-3）.

（2）児童虐待の防止に関する法律の制定と改正

- 幾度かの法改正が実施され長い月日が経過している.
- 1933年に旧児童虐待防止法が制定されたが, 1947年の児童福祉法制定によって旧児童虐待防止法は廃止された.
- 2000年：深刻化する児童虐待の予防および対応方策とするために, 児童虐待防止法の制定.
- 2004年, 2007年にも改正され, 現在では行政の役割と責務ばかりでなく, 地域の専門職種の役割に加えて, 一般住民の役割などが明確にされた. その詳細は表7-1-1に示した. なお, 日本では, 虐待者（保護者）の親業復帰に対するケア対策が課題となっている.

相次ぐ児童虐待事件をうけ, 2019年にも児童虐待防止法が改正され, 親が「児童のしつけに際して体罰を加えてはならない」と明記された.

児童虐待の定義

- 児童虐待防止法によって「児童虐待とは保護者がその監護する児童について行う次に掲げる行為をいう」とある.

（1）身体的虐待

- 児童の身体に外傷を生じ, または生じるおそれのある暴行を加えること.

（2）ネグレクト

- 児童の心身の正常な発達を妨げるような著しい減食または長時間の放置, 保護者以外の同居人による身体的虐待や性的虐待, 心理的虐待の放置その他の

図 7-1-1 ▶ 児童虐待相談の対応件数

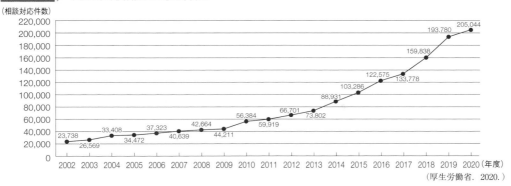

（厚生労働省. 2020.）

図 7-1-2 ▶ 児童虐待の相談種別対応件数の推移

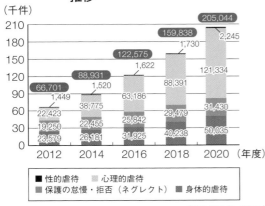

性的虐待　心理的虐待
保護の怠慢・拒否（ネグレクト）　身体的虐待

（厚生労働省. 2020.）

図 7-1-3 ▶ 児童虐待相談における主な虐待者別構成割合の年次推移

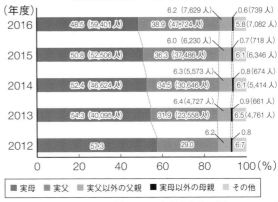

実母　実父　実父以外の父親　実母以外の母親　その他

（厚生労働統計協会. 国民の福祉と介護の動向 2018/2019.）

表 7-1-1 ▶ 児童虐待防止における役割

虐待対策	公的及び民間における具体策
虐待の予防	• 公的機関…健康診査・相談の際の母親の受け入れ • 民間児童虐待防止ネットワーク（名古屋市：CAPNA による電話相談） • 乳児家庭全戸訪問事業（こんにちは赤ちゃん事業）
虐待の早期発見	• 医療機関，保育園・学校において虐待を疑わせる徴候の観察 • 虐待防止法による医療・教育機関および一般市民の通告の義務 • 警察署長に対する援助要請 • 児童の安全確認等のための立ち入り調査の強化 • 児童養護施設における虐待発見者通告義務
虐待への対応	①虐待の疑いのある場合，養育支援訪問事業 ②児童相談所に通告 ③児童相談所による調査 ④児童相談所での判定・処遇決定 ⑤保護者に対する指導に従わない場合の措置の明確化 ⑥被虐待児の一時保護 ⑦親の在宅指導または親子分離（施設入所） ⑧面会・通信制度規定の整備 ⑨子どもを守る地域ネットワーク（要保護児童対策地域協議会）の機能強化 ⑩ファミリーホーム事業 ⑪児童自立生活援助事業 ⑫親権と親権制限の制度の見直し

（大西文子. 子育て支援のあり方～子どもの育ちと向かい合う～. 日本小児保健研究. 71(2). 2012 より改変.）

保護者としての監護を著しく怠ること.

（3）性的虐待

- 児童にわいせつな行為をすること，または児童に対してわいせつな行為をさせること.

（4）心理的虐待

- 児童に対する著しい暴言または拒絶的な対応，児童が同居する家庭における配偶者に対する暴力（ドメスティック・バイオレンス）その他の，児童に著しい心理的言動を行うこと.

虐待の世代間連鎖

- 虐待の世代間連鎖とは，子どものころ，保護者から虐待を受けていた子どもは大人になって子育てにおいて，同様に虐待をしてしまうことである．原因としては，子どもは保護者の言動をみて育つため，その子育てが当たり前のように記憶に残っており，愛情をかけて育てられなかったことに起因しているといわれている．例としては性的虐待が多い.

自己学習 児童虐待の定義

1. （　　　）によって，児童虐待とは（　　　）がその（　　　）する（　　　）について行う次に掲げる行為をいう，とある.
2. その行為とは，（　　　），（　　　），（　　　），（　　　）とされている.

解答

[1] 児童虐待防止法，保護者，監護，児童
[2] 身体的虐待，ネグレクト，性的虐待，心理的虐待

2 児童虐待の予防

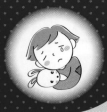

学習のポイント

1. 児童虐待予防の重要性を知る.
2. 児童虐待予防に対する対策事業を知る.

児童虐待予防の3つの対策

- 児童虐待については,早期発見・早期対処が重要であるが,何よりも予防が最も重要である.児童虐待予防は,次の3つの施策で図られている.

(1)乳児家庭全戸訪問事業(こんにちは赤ちゃん事業)

- すべての乳児のいる家庭を訪問し,子育て支援についての情報提供や養育環境等の把握,相談援助を行う.

(2)養育支援訪問事業

- 必要な家庭に対して,訪問による養育に関する相談・指導・助言等を行う.

(3)地域子育て支援拠点の整備(子ども・子育て支援法59条)

- 子育て中の親子が相談・交流し,子育て不安の軽減や地域からの孤立化の解消を行う.
- 地域に存在する子育て支援システムにおける連携・協働が重要である.
利用者支援事業による情報提供・相談・助言,関係機関との連絡調整/地域子育て支援拠点事業:乳幼児と保護者の相互交流/母子保健による妊産婦健康診査/子育て短期支援事業:児童養護施設短期・夜間入所/ファミリーサポートセンター事業/一時預かり事業/病児保育事業/放課後児童健全育成事業/実費徴収に係る補足給付/民間事業者の参入の促進による調査研究,教育・保育施設等の措置・運営促進事業/母子健康包括支援センター*1

子どもの貧困率の減少

- 2018年度の日本の貧困率は14.0%であり,OECD*2加盟34か国中10番目に高い(厚生労働省,2018).母子家庭の割合が高く家庭の収入が低い現状から,子どもの貧困につながり,児童虐待におけるネグレクトのハイリスクにもなりかねない.2013年に「子どもの貧困対策の推進に関する法律」が公布・施行され,貧困状態にある子どもが健やかに育成される環境を整備しつつある.

---

*1
母子保健法の改正により,平成29年4月からセンター(法律における名称は「母子健康包括支援センター」)を市区町村に設置することが努力義務とされた.さらに,「ニッポン一億総活躍プラン」(平成28年6月2日閣議決定)においては,平成32(令和2)年度末までにセンターの全国展開をめざすこととされた.

▶地域に存在する子育て支援システム
【参照:第9章-1.子どもにかかわる地域ネットワーク・システム p.205】

*2
Organisation for Economic Co-operation and Development:経済協力開発機構

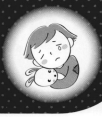

学習のポイント

1. 児童虐待における保育士・幼稚園教諭の役割を知る.
2. 児童虐待防止対策の現状と対処方法を知る.

オレンジリボン運動

児童虐待予防啓発活動キャンペーンとして, オレンジリボン運動が行われている.

子ども虐待防止
オレンジリボン運動®

▶**主たる虐待者の割合**
【参照:第7章-1. 児童虐待の定義 p.188】

用語解説

ソフトサイン

虐待に関する直接的なリスク要因だけでなく, 子育てに対する困難さや子どもへの違和感のある対応など, 他者から見て不自然さを感じるような様子.

集団生活における虐待の発見

- 虐待を受けた子どもの4割程度が小学校入学前の子どもたちであり, 保育所や幼稚園などの集団生活の場に勤務する者は, 子どもの様子の変化をいち早くキャッチすることができるため, 「あれっ?」と感じたときには確認をする必要がある. 保育所や幼稚園では, 子どもたちの身体の状況や表情・言動などの心の状況を十分に観察することが重要である.

  特に, 着替えや排泄の世話などの場面では, 子どもたちの身体の様子(傷やあざなど)や衣服(季節との不一致・不潔・破損など)を自然な形で観察できる場となる.

  また, 主たる虐待者の割合は2019年度のデータでは, 実母の占める割合(47.7%)が最も多く, 次いで実父(41.2%)で, 両者で9割を占める. そのため, 子どもたちの観察のみならず, 送迎時の母親や父親をはじめとする保護者のソフトサインも見逃さないようにする必要がある.

その後の対応

(1)児童虐待防止対策の現状

- 2004年の児童虐待防止法の改正により, 児童虐待の通告義務の範囲が拡大され, 虐待を受けたと思われる場合も通告の対象となった. 虐待を疑うような身体の状況やソフトサインに気づいた場合は, 児童相談所, 福祉事務所(保健所), 市町村保健センターに通告する必要がある. 特に, 市町村保健センターには乳幼児健康診査や家庭訪問, 予防接種などの保健事業に対する情報もあることから, 現時点での情報だけでなく今までの保健事業の参加状況も合わせた情報分析から支援につなげることができる.

- 各自治体では, 地域の関係機関が子ども等に関する情報や考え方を共有し, 適切な連携のもとで対応することを目的とした要保護児童対策地域協議会の設置が義務づけられた. 2017年時点で全国自治体の99.7%に設置されている.

- 児童虐待は, 子どもの心身の発達および人格形成に重大な影響を与えるた

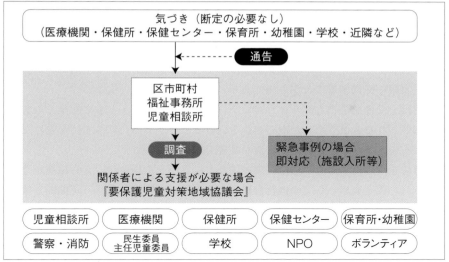

図 7-3-1 ▶ 通報・発見のための「子どもを守る地域ネットワーク」

（日本看護協会監修. 新版保健師業務要覧 第 2 版. 日本看護協会出版会；2011. p.254.）

め，［1］虐待の「発生予防」，［2］虐待の「早期発見・早期対応」，［3］虐待を受けた子どもの「保護・自立支援」に至る切れ目ない総合的な支援体制を整備・充実することが必要であり，さまざまな取り組みが進められている.

［1］発生予防では「乳児家庭全戸訪問事業（こんにちは赤ちゃん事業）」や，「養育支援訪問事業」，「地域子育て支援拠点事業」の推進などにより子育て不安の軽減や地域からの孤立化の解消を図る．また，母子健康包括支援センター（子育て世代包括支援センター）の設置が法定化され，妊娠期から子育て期にわたる総合的相談や支援をワンストップで実施.

［2］早期発見・早期対応では，市町村における「要保護児童対策地域協議会」の機能強化，児童相談所全国共通ダイヤルの設置，児童相談所の体制強化のための児童福祉司の確保等，家族再統合や家族の養育機能の再生・強化に向けた取り組みを行う親支援の推進.

［3］保護自立支援では①児童養護施設などへの心理療法担当職員や被虐待児個別対応職員の配置，②総合的な家族調整を担う家庭支援専門相談員（ファミリーソーシャルワーカー）の配置，③家庭的な雰囲気の下で，きめ細やかなケアが可能な地域小規模児童養護施設の拡充，④専門的な援助技術をもった専門里親などの活用や，里親に対するレスパイトケア.

［4］児童虐待防止に向けた広報啓発の取り組みとして 2004 年から 11 月を児童虐待防止推進月間と位置づけ，オレンジリボン・キャンペーンなど集中的な広報啓発活動が実施されている.

（2）児童虐待を発見した場合の実際の対処

● 児童虐待への移行が心配される子どもを発見した場合は，要保護児童対策地域協議会に情報を提供することはもちろん，ネットワークの一員として会議に参加することや，支援の一部を担うことが求められる．ネットワークのメンバーは，児童相談所，医療機関，学校，保育所・幼稚園，福祉事務所，保

用語解説

母子健康包括支援センター

深刻化する児童虐待についての対応を強化等のため 2016 年児童福祉法等が改正され，母子健康包括支援センター（母子保健法第 22 条）の全国展開，市町村による設置が努力義務となった.

児童相談所全国共通ダイヤル

2015 年 7 月から覚えやすい 3 桁の番号「189」（いちはやく）になり，虐待の通告や相談の声をより迅速に受けとめられるようになった.

レスパイト

一時的中断，休息，息抜きを意味する英語 "respite". 乳幼児や障害児（者），高齢者などを在宅でケアしている家族の精神的疲労を軽減するため，一時的にケアの代替を行うサービス.

健センター，民生・児童委員，家族など多岐にわたる（図7-3-1）．

- 子どもや保護者の様子などから虐待の疑いを感じた場合は，すみやかに児童相談所，福祉事務所（保健所）または市町村保健センターに通報する．虐待の早期発見だけでなく，発見後の介入・治療の段階でも積極的な役割を果たすことができる．特にネグレクトでは，子どもの直接的な日常生活である食事や衣服を提供することが可能であり，保護者への支援ともなる．

- 虐待を受けた子どもにきょうだいがいる場合は，その子どもを保護したあとに残されたきょうだいが次の虐待を受けることがあるため，虐待を受けた子どものきょうだいも含めた支援が必要である．

- 虐待を受けた子どもが児童養護施設などに入所した場合は，養育環境が改善された後，家族としての再統合に対する支援が必要になる．一定期間分離した生活を送っていたことから子どもも保護者も一緒に生活することに戸惑いを感じ，リスクが高まる可能性がある．虐待の再発を防ぐうえでも子どもと保護者に対する直接的な支援と地域のネットワークの一員としての役割を果たすことが望まれる．

自己学習 ▶ 児童虐待への対処

1. 虐待を受けた子どもの4〜5割が（　　　）の子どもたちである．
2. 主たる虐待者では，（　　　）の占める割合が最も多く，次いで（　　　）である．
3. 虐待を疑うような身体の状況やソフトサインに気づいた場合は，（　　　），（　　　），（　　　）に通告する必要がある．
4. 「要保護児童対策地域協議会」に（　　　）することはもちろん，ネットワークの一員として会議に参加することや，支援の一部を担うことが求められる．ネットワークのメンバーは，（　　　），（　　　），（　　　），（　　　），（　　　），（　　　），（　　　），（　　　）などである．

解答

[1] 小学校入学前
[2] 実母，実父
[3] 児童相談所，福祉事務所（保健所），市町村保健センター
[4] 情報を提供，児童相談所，医療機関，学校，保育所・幼稚園，福祉事務所，保健センター，民生・児童委員，家族

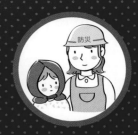

8章

災害の影響から子どもをできるだけ守る

1 災害の種類と影響

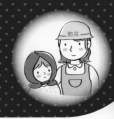

Check シール

学習のポイント

1. 災害に関する基礎知識を知る.

災害について

- 災害には地震，台風，津波といった自然災害のほか，自動車・列車事故，火災などの人災がある．いずれにしても，子どもたちの命を守るために，災害への備え，そして災害が起こった後，子どもたちを支えていくことが大きな役割となる.

災害の経過

（1）準備期

- 災害の発生に備えて，準備を行う時期である．災害の発生によって起こる被害を最小限に食い止めるためのさまざまな対策を施し，被害発生時に効果的な救助・救援活動が行え，タイムリーに回復や復興に移行できるような計画と準備を整えることが重要である.

（2）対応期

- 人命や財産を守るためにさまざまな緊急行動を実際にとる時期である.

（3）回復期

- 個人，事業者，行政機関が自力で機能できる力を回復する時期である．個人は住宅の応急修繕や仮設住宅へ移動し，住環境を取り戻すとともに，仕事や学業を再開する．事業者も，ライフラインの復旧作業を進めたり，事業再開に向けた活動を行ったり，限定的ではあるが事業活動を再開するところも出てくる．行政機関は，被災者の支援を行いつつ，通常の行政サービスの再開や復興に向けた計画の策定などを始める.

（4）復興期

- 個人，事業者，行政機関が災害前の機能を取り戻し，コミュニティ全体の再生を行う時期である.

用語解説

災害の種類

自然災害：気象災害（大雨・集中豪雨，洪水，土砂災害など），地震，噴火など

人的災害：交通機関の事故（列車，航空，海難，自動車など），爆発事故，炭鉱事故，石油流出，化学物質汚染，原子力施設の事故（災害），テロ，戦争など

災害に関する参考文献

増野園恵，南裕子ほか編．災害看護学習テキスト 概論編．東京：日本看護協会出版会；2007．p.2-21．

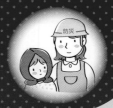

Check
シール

学習のポイント

1. 災害に備えて，園での具体的な準備を知る．
2. 災害後の園でのケアについて知る．

災害への備え

（1）園での備え

- 「保育施設のための防災ハンドブック」など（表 8-2-1）を使用し，身の回りの防災，地域の安全対策などを確認する．ただし，この表は基本的な防災対策であり，実際には，園がある地域の特性や環境などを考慮し，園でのマニュアルの作成が必要となる．つまり，災害の準備とは，①園に合った防災ハンドブックを作成する，②月に１回，避難訓練と防災点検をする，③避難訓練と防災点検をみんなで振り返る，④ハンドブックを改善して実行に移す，ことが基本となる．

（2）保護者との連携

- 災害が起こったときにとれる連絡手段の共有が必要となる．災害時には電話がつながらないことを予想し，あらかじめ複数の連絡手段を決めることや避難場所を保護者と共有することも大切である．
- 日本語を母国語としない保護者であった場合，行政が作成している外国語や「やさしい日本語」で書かれた防災ハンドブックなどを活用し，事前の話し合いが必要となる．

災害後

- 災害後，保育所が再開したら次の点に注意する．

（1）保育する側のケア

- 災害を体験すると，大人であっても心と身体にいろいろな反応が現れる．ケアをする側の人も心と身体を休めることが大切であるということを忘れてはいけない．

（2）子どもたちのケア

- 子どもは親や大人の状況を読み取りがんばろうとする．また親は自分達の生活の立て直しに奮闘する時期である．親はそれまで子どもの細やかな反応を

用語解説

やさしい日本語
災害時などに，日本語が得意でない外国人に対し，わかりやすく状況を伝えるための，簡略で理解しやすい日本語が研究されている．

表8-2-1 ▶ 子どもたちを守る力 チェックリスト

ポイント		チェック
【身の回りの防災】		
建物・ガラス戸・園庭	建物，塀，門扉，大型遊具など，災害のときに危険があるものは専門家による耐震・耐火診断を受けましょう	
	ガラス戸には，飛散防止シートを貼るなどして，かけらでケガをしないようにしておきましょう	
出入口・避難通路	出入口や廊下，非常用すべり台などの近くにものを置かずに，避難するルートはすぐに使えるようにしておきましょう	
	避難するルートに，ケガのもとになるような危険（床板が腐っている，釘が出ている，階段のすべり止めがないなど）がないか点検しましょう	
大型機器類	ロッカー，本棚，くつ箱などは壁や床，天井面に金具などで固定し，転倒を防ぎましょう	
	テレビなどのオーディオ機器は転倒防止金具などで固定しましょう	
	ピアノやエレクトーンなどはキャスター部分を固定しましょう（アップライトピアノは底部を床に固定）	
	本棚の上など，高いところに物を置かないようにしましょう	
調理室	冷蔵庫，食器保管庫などの大きな電化製品は倒れないように固定しましょう	
	ガス栓，ガス管が壊れたり老朽化していないか確認しましょう	
	電気コード，ガスホースなどは足に引っかからないように短くまとめましょう	
	ガスを使用しないときには，こまめに元栓を閉める習慣をつけましょう	
火元	ストーブの周辺に燃えやすいものを置かないようにしましょう	
	給湯室のガス栓，ガス管が壊れたり老朽化していないか確認しましょう	
	電気コードやコンセントが壊れたり老朽化していないか確認しましょう	
	コンセントの周囲にホコリをためないようにしましょう	
消火設備	消火器は落下・転倒しない場所に置きましょう	
	職員に消火器の設置場所と使用方法をくりかえし指導しましょう	
	消火器の使用期限が切れていないか確認しましょう	
	半年に1回，検査を受けましょう	
【防災グッズ】		
非常用持ち出し袋の準備	非常用持ち出し品をリュックにまとめておきましょう	
	各保育室の持ち出しやすい場所に非常用持ち出し袋を備え付けておきましょう	
	薬や食品は，年に1回（例：年末に）消費期限を確認し，古くなったものは交換しましょう	
備蓄できる食品・日用品の準備	園内と避難先に最低3日分の必需品を備蓄しておきましょう	
	薬や食べ物は，定期的に消費期限を確認し，古くなったものは入れかえて，補充しましょう	
	個々のアレルギーの状況を確認し，アレルギーに対応した食品等を備蓄しておきましょう	

ポイント		チェック
【地域の安全対策】		
地域安全マップをつくる	自治体のホームページ，もしくは，窓口に直接行き，地域の災害ハザードマップを確認しましょう	
	地理的な特徴による特に危険な場所(河川の堤防決壊，がけ崩れなど)を知りましょう	
	避難場所・避難経路を自分たちの足で歩き，交通量や道幅，危険な場所(落下，倒壊，避難の障害となるもの，浸水，がけ崩れなど)を確認しておきましょう	
防災関係機関一覧表をつくる	地域の防災関係機関の連絡先を調べ，一覧表をつくっておきましょう	
給水設備の確認	自治体のホームページなどから身近な応急給水の拠点や防災井戸を確認しておきましょう	
【避難場所・経路を決める】		
避難場所	地域の防災計画やハザードマップをひとつの参考として，2か所以上の避難場所を決めておきましょう	
避難経路	避難場所まで最も短時間で，そして安全にたどりつける避難経路を2つ以上決めておきましょう	
【保護者との連携】		
連絡手段の共有	災害時は電話がつながらないことを予想してあらかじめ複数の連絡手段を決め，保護者に知らせましょう	
	すぐに情報を伝えられるように，いくつかの事態を考えた定型文を用意しておきましょう	
	保護者側からも安否状況を園に報告してもらえるように頼んでおきましょう	
避難場所や引き渡しルールの共有	避難場所を保護者と共有しておきましょう	
	情報を伝えることができなかったり，保護者の迎えができない場合を考え，あらかじめ保護者との間で引き渡しのルールを決めておきましょう	
【地域との協力関係】		
地域との連携	近所(例：向う三軒両どなり)，町内会長，避難場所や消防の関係者などに，毎月園便りを配布し，ごあいさつにまわりましょう	
	自治会の会合や合同避難訓練など，地域のもよおしに積極的に参加しましょう	
	近くの園どうしでも交流していくと，よりよいでしょう	

(経済産業省. 保育施設のための防災ハンドブック 2012.)

捉えていても，災害後は捉えきれないことも出てくる．表8-2-2を活用し，気になる子どもの言動/反応を捉えてサポートをしていくことが必要となる．サポートの方法としては，親に話すことも必要であるが，前述したとおり親自身にも余裕がない場合があるので，親の様子を見つつ，必要であれば専門家に相談，依頼することも必要である．

（3）PTSD

- 気になる子どもの言動反応は，**PTSD**(Post Traumatic Stress Disorder：心的外傷後ストレス障害)となっている場合もあり，臨床心理士などの専門家の治療を受けるとよい．

用語解説

PTSDの障害レベル

経過分類
急性：症状の持続期間が3か月未満．慢性：症状の持続期間が3か月以上．

表 8-2-2 ▶ 気になるこどもの言動・反応

	ハイリスクなこどもの状態	解説
乳児	● 夜泣き ● 寝付きが悪い ● 少しの音にも反応する ● 表情が乏しくなる ● 発熱, 下痢, 食欲低下, ほ乳力低下	生活の違いや大人の反応などによって, こどもの生活行動などに反応が出る場合がある. おとなが落ち着いた時間を持ち, 話しかけたり, スキンシップをとることが大切になる.
幼児〜学童 (低学年)	● 赤ちゃん返りがみられる 　(退行:指しゃぶり, 夜尿, 失禁, だっこの要求, 親から離れない, など) ● 食欲低下 ● 落ち着きがない, 無気力, 無感動, 無表情, 集中力低下 ● 爪かみ, チック, 頻尿, 夜尿, 自傷行為 ● 泣く, 怒りやすい, 聞き分けがなくなる, 突然暴れるなど, "いつもの"こどもの行動とは異なった行動 ● 震災ごっこ, 積み木崩し, 暴力的遊びなど ● フラッシュバックのようなパニック行動	避難所などいつもとは異なった環境の中で, 親・家族がこども達の震災後の行動にとまどうこともあるが, このような状況下では通常みられる反応であり, 生活への影響が見られていない場合には様子をみる. こどもの反応の意味を親・家族へも説明し, 一緒に遊んだり, 話をしたり, 抱きしめて「大丈夫」と伝える方法などを伝える. 無理に親・家族から引き離すようなことは, こどもにとっても, また親・家族にとっても不安となることがあるので, 注意する. どの項目でも頻回に生じたり, 長く続く場合には医療専門職が介入する必要性が生ずることもあるので, 注意深く経過を観察し, 必要時には専門機関への依頼などの調整を行う.
学童期以降	● 食欲低下 ● 落ち着きがない, 無気力, 無感動, 無表情, 集中力低下 ● 爪かみ, チック, 頻尿, 夜尿, 遺糞 ● 睡眠障害, 疲労感 ● 感情失禁(泣きやすい, 怒りやすい) ● 聞き分けがなくなる, 突然暴れるなど, "いつもの"こどもの行動とは異なった行動 ● 幼児返り(指しゃぶり, 幼児言葉) ● ケンカ, ものを破壊する ● フラッシュバックのようなパニック行動 ● ぜんそく発作, じんましん, 円形脱毛, 吃語, 一過性自律神経失調徴候 ● よい子すぎて気になる子, がんばりすぎる子, 無口な子 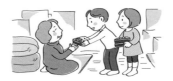	この年齢は, 言葉による気持ちの表出やコミュニケーションがとれるようになるが, 低学年では幼児と同様の反応がみられることもある. おとな達が忙しく働いている傍らで手伝えないこども達は, 孤立した感覚を持ったり, 落ち着かない状況に陥ることがある. こども達にできる仕事作りなど, 家族の一員あるいは避難先での生活の中で, こども達も役割を見いだすことができるような参画の仕方を計画的に実施する. こども達が安心して, 安全に果たせる仕事を見いだすことが必要である. こどもは何も知らなくてもよいというのではなく, 何がどのような状況になっているのか, おとな達がしていることを説明することも大切である. 周りの状況についてある程度理解できるため, 我慢したり迷惑をかけないように気を遣い, 過剰適応することも達もいる. どの項目でも, 頻回に生じたり長く続く場合には医療専門職が介入する必要性が生ずることもあるので, 注意深く経過を観察し, 必要時には専門機関への依頼など, 調整をとる.

(兵庫県立大学大学院看護学研究科 21 世紀 COE プログラム小児班. 被災地で生活するこども達 [看護職向け]. 2006.)

- PTSD は米国の精神障害の診断マニュアル（DSM [*1]）に定義されている障害の一つである．
- 外傷的体験：人の対処能力を超えた圧倒的な体験で，その人の心に強い衝撃を与え，その働きに永続的，不可逆的に変化を起こすような体験である．脳に「外傷記憶」を形成し，一生その人の心と行動を直接的に支配する．
- トラウマとは心的外傷のことで，その原因となる体験のことではないが，日本ではマスコミなどによる誤用が定着しつつあり，PTSD と同義語に使用されている．
- 戦争，家庭内暴力，性的虐待，産業事故，自然災害，犯罪，交通事故などの体験後に生じやすい．
- 情動面への影響として，外傷的体験は情緒的な側面に深刻な影響を及ぼし，対人関係を傷害する．
- 外傷的体験を受けた多くの被害者に共通する体験は，無力感，自責感，孤立無援感がある．

（4）放射線の影響

- 人を対象とした疫学調査で，成人に比べて成長発達途上である小児のほうが放射線に対する感受性は高いことが明らかにされている．国際放射線防護委員会では放射線のリスクが人の年齢に依存することを認めているものの，人のリスク推定値による不確実性から考えればそれほど大きなものではないと判断され，全年齢群に同一のリスク推定値を示している．
- しかし，被曝した人の子または孫に発生する障害は遺伝障害であり，その発生確率はがんと同様に線量に依存する確率的影響と考えられているが，広島や長崎による被曝者を対象としたものを含めた疫学調査では，放射線被曝による遺伝的影響が増大しているとの知見は得られていないため，放射線被曝によって遺伝障害が引き起されることはないといわれている．つまり，遺伝障害において，小児期の被曝のリスクが成人に比べ高くはないと考えられている．

*1
American Psychiatric Association 編，染矢俊幸ほか訳．DSM-5 精神疾患の診断・統計マニュアル．東京：医学書院；2014.

被曝に関する参考文献
佐々木俊作．出生前および幼若期被ばくによる長期的影響．放射線生物研究．1988；23（2）：71-91.

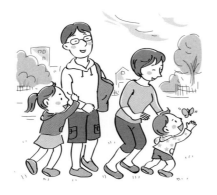

災害から子どもを守るために

● 子どもは，災害時，大人と比べて，被災しやすい生理学的・認知発達的特徴があることを認識し，災害の影響から子どもをできるだけ守らなければならない．そのためには，日常からいざ災害が起こった場合に備える必要がある．

子どもと災害

子どもが被災しやすい生理学的・認知発達的特徴

①乳幼児期〜学童期前期では，運動能力や体力が未熟なため，人の援助を得ないと避難しにくい．

②認知発達途上であり，危険認知や自らの身の安全を判断して，危険回避行動を取る際，大人の力を借りなければ身を守ることができない．

③起きた災害や被災した状況を理解するあり方も発達段階によって異なる．

子どもの発達段階による，起きた災害や被災状況の理解

乳児期・幼児期前期：痛いことは感覚器を通して体験しているが，状況と合わせて「記憶」していない．→パニックにつながりにくい．

幼児期後期：経験した痛みや苦しさを記憶しておくこともでき，そのために過去に経験した苦痛を味わわないように自らの経験の範囲で避けようとする．→子ども同士に影響を与えるような連帯がないため，パニックは生じにくい．

学童期後期〜思春期以降：危険の種類にもよるが，例え危険を経験したことがなくても危険を予測して，あらかじめ回避した行動がとれるようになる．→守ってくれる親や，指示をするリーダーが存在することによって，パニックは軽減する．

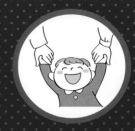

9章

地域との
連携・協働

子どもにかかわる地域ネットワーク・システム

学習のポイント

1. 地域に存在する子育て支援システムの種類と特徴を知る.

- 近年, 少子化, 核家族化, 地域社会の希薄化など, 子育てが孤立化し負担感が増大している. 3歳未満の子どもをもつ女性の約8割は家庭で育児をしていることから, 社会からの孤立感や疎外感を感じている母親も存在し, 子育て期の親子を支援するさまざまな事業が展開されている.

- 2010年に策定された「子ども・子育てビジョン」では, 「**社会全体で子育てを支える**」, 「**希望がかなえられる**」という2本の基本的考え方に基づき主要施策を示し, チルドレン・ファースト(子どもが主人公)と位置づけ, 「少子化対策」から「子ども・子育て支援」を第一に考えている.

  特に, **地域の子育て力**の重視では, すべての中学校区に地域子育て支援拠点を整備, 商店街の空き店舗や学校の余裕教室・幼稚園の活用など「ひろば型」, 保育所等において実施する「センター型」, 民営児童館において実施する「児童館型」の3つの型により事業を展開している. 特に「ひろば型」では, 施設を中心とした関係機関とのネットワーク化を図り, きめ細やかな支援を行うこととしている.

- 児童福祉法の改正(2008年)により, 児童虐待予防を目的に市町村では, 乳児家庭全戸訪問事業(こんにちは赤ちゃん事業)を実施している. この事業では, 従来の母子保健法による新生児訪問のほかに, 保健師, 助産師, 母子保健推進委員など子育て支援において実力を発揮できる専門職や行政機関の委員などにより地域全体で子育て期にある親子を支援するシステムができている.

  さらに, 2016年の児童福祉法等の改正により, 子育て世代包括支援センター(母子健康包括支援センター:母子保健法上の名称)の設置が法定化された. これにより, 妊娠期から子育て期までの切れ目ない支援をワンストップで実施できるようになった(図9-1-1).

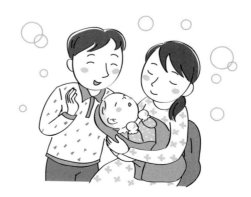

図 9-1-1 ▶ **子育て支援のイメージ**

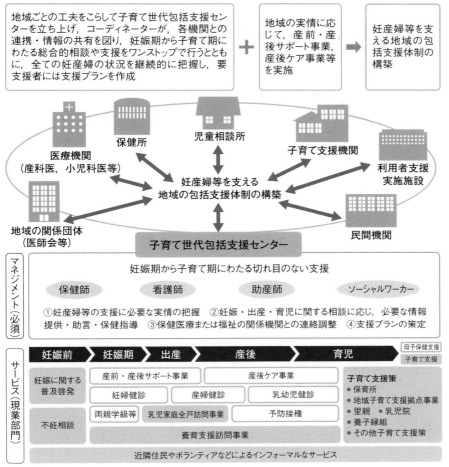

（参考：厚生労働省. 産婦健康診査事業の実施.）

自己学習 ▶ **子どもにかかわる地域ネットワーク・システム**

1. 「子ども・子育てビジョン」では，「地域の子育て力」を重視し，学校や幼稚園を活用した（　　　），保育所等で実施する（　　　），民営児童館で実施する（　　　）の3つの型により事業を展開している．

解答

[1]　ひろば型，センター型，児童館型

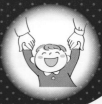

2 保護者と地域における専門職との連携・協働

Check
シール

学習のポイント

1. 子育て支援に関するサービスの特徴と関係する職種について理解する.

子育ての概念・原則

(1)児童虐待と子育て困難の関係性

- 児童虐待の虐待者が実母5割弱,実父4割強を占める結果は,育児困難の状況を示しており,子どもの特徴と成長発達を親となる保護者に理解してもらうことが重要である.

▶主たる虐待者の割合
【参照:第7章-1. 児童虐待の定義 p.188】

- そこで,少子化現象と虐待の増加の改善を図るために,日本では**健やか親子21** [*1]の第4課題に「子どもの心の安らかな発達の促進と育児不安の軽減」として取り上げ,国をあげての子育て支援が行われた.現在,健やか親子21（第2次）では重点課題の1つとして妊娠期からの児童虐待防止対策が取り上げられている.ここで,育児不安,育児困難について考えてみよう.

*1
母子の健康水準を向上させるためのさまざまな取組をみんなで推進する国民運動計画.
(厚生労働省)

①育児不安

- 不安とは,「気がかりで落ち着かないこと」(大辞泉. 小学館). 対象が特定できない事象のことである. すなわち,育児不安とは,乳幼児を養い育てることに対して気がかりで落ち着かない状況であることと考えられる.

②育児困難

- 母親や家族の育児不安,病気,経済的問題など原因にはいろいろ考えられるが,乳幼児を実質養い育てることができない状況であることと考えられる.
- 育児困難に対しては育児不安により児童虐待を起こさないように早急な公的社会的支援が求められる.

(2)子育ての原理

①愛されているという安心感

- 赤ちゃんが泣くその信号を母親が受け止め,おむつ交換などしながら赤ちゃんに優しく「気持ちよくなったね. さっぱりしたね」など声掛けをするといった関係性をもつことで母子相互作用が成り立っていく. 愛情を感じる6か月ごろになると母親以外の人には泣く「人見知り」が生じ,母親に愛されている,親に守られているという人間関係信頼の第一歩となる.

②保護としつけの必要性

- 第3章-2. 「子どもの特性と基本的生活習慣・しつけ」の項参照.

③親がお手本になるということ

- 子どもの成長発達には，環境と遺伝が関係するといわれている．しかし，この遺伝とは，遺伝子レベルのみを意味するのではなく，同じ環境下にある社会の最小単位である家族で，長い歴史のなかで習慣化されてきた風習や文化をさしている．

- 2歳前後の幼い子どもは，「あれなあに？　これなあに？」と質問攻めにしてきたり，これまでできなかった積み木ができるようになると，その喜びを何度も味わってあきもせず何回も同じことを繰り返し行い，しかもその喜びをともに分かち合おうと行動をともにすることを要求する．これをうっとうしいと思う母親や大人は多いと思う．しかし，この疑問や行為に応えてあげることを継続することが脳の発達には大きく関係しており，とても重要である．子どもの"一緒に遊びたい"という要求に応えられない場合にはその理由を子どもが理解できるようにわかりやすくきちんと説明し，いつになったら遊べるか，約束するなどして，しかもその約束は絶対守ることが大切である．

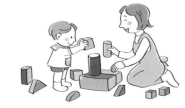

- 日常生活上，いつでも子どもが中心となることができるわけではなく，遊びよりも重要なことがあるなどの規律・規範を教えていくのは親であり，これらが社会性を育む第一歩となることを忘れてはならない．つまり，親がお手本となるのである．

④子どもは一人の人間として存在する権利をもつということ

- 子どもの権利条約[*2]では，①生きる権利，②育つ権利，③守られる権利，④参加する権利，を保障している．日本は1994年に批准した．しかし，児童相談対応件数は増加の一途をたどり，主たる虐待者は5割強が実の父親や母親である状況に変化はなく，育児不安や困難をもつ母親と家族への支援が必要である．

*2
子どもの権利条約．日本ユニセフ協会抄訳：https://www.unicef.or.jp/crc/

（3）対応の基本

- まず，健康診査に訪れた保護者の問診のみならず，保護者の自信のなさなどの保護者の言動に気を配り，積極的に把握できることが大切であり，保護者の些細な不安についても十分耳を傾け，どのようにすればその不安や困難が解決できるか，ともに考える姿勢をもち，保護者が安心して相談できるような信頼関係を築くように努める．

- 育児不安に対してはいつでも相談できる相談機関や，育児困難では活用できる専門機関の情報を提供する．

- 育児不安・困難状況について，担当者は個人的な判断をせず，居住管轄の保健所・市町村保健センター内でプロジェクトを立ち上げ，その対応策を検討する．その結果，必要に応じて，その他の関係専門機関との連携・協働体制をもつことが必要である．

- 親にとって子育て支援は家庭内の子育てばかりでなく，保育所・幼稚園に通園する乳幼児期をはじめ，小学校入学時や小学校高学年から中学校ごろのい

わゆる思春期のなか，そのライフイベントなどに関係した状況においても必要である．すでに子育て支援は国および地方公共団体の施策となっており，子育て支援のネットワークも拡大されているが，子どもの成長発達や，保育所・幼稚園，小学校，中学校，高校へと進級していく経過に合わせて，これらの機関内において子どもと母親をはじめとする家族関係の情報を共有できるシステムの構築が望まれる．

しかし，2003 年の個人情報保護法の成立以降，その体制づくりを阻んでいる状況にあり，これらの体制が構築されにくい現状にある．

子育て支援

（1）子育て相談

- 母子保健施策は，各市町村で母子保健計画を策定し，住民に身近な健康問題に取り組む保健師を中心に展開されている．子育てに関する相談は，各市町村で地域特性に合わせさまざまな場所で行っている．
- 保健部門として保健センター，福祉・教育部門として子育て支援センターや児童館などを使用することが多い．日時を定めて行う相談会のほか，随時相談できるよう，子育て支援の環境が整えられている．子育て世代包括支援センターは，妊娠期から子育て期にわたるさまざまなニーズに対して総合的相談や支援をワンストップで提供する拠点であり，相談支援にとどまらず，子育て支援に係る施設や事業等の利用，ネットワーク，医療機関等につなげるなど，一体的に行う．
- 保健センターでは，保健師，臨床心理士が対応することが多く，子育て支援センターや児童館では保育士や地域の当事者グループ（育児サークル），ボランティアが対応することが多い．
- 2015 年からは，妊娠期から子育て期までのさまざまなニーズに対して，総合的相談支援を提供する拠点として子育て世代包括支援センターの整備を推進している．2020 年 4 月現在 1288 市町村（2052 か所）で整備され，保健師をはじめ多職種による支援がされている．

（2）子育てルームやその他の事業

- 子育てルームは，公的な子育て支援センターをはじめ，民間 NPO 法人などにより運営されている．子育てルームでは，子育ての不安や悩みなどの育児相談や，プレイルームの開放などを行い，「親子での遊び」，「子ども同士の触れ合い」，「お母さんの仲間づくり」，「情報交換の場」として利用でき，育児期にある親子の孤立を防止し，地域で子育てを支える仕組みである．
- **地域型保育事業**は，子ども・子育て支援制度で，「家庭的保育（保育ママ）：利用定員 5 人以上」，「小規模保育：利用定員 6 人以上，19 人以下」，「居宅訪問型保育：子どもの居宅において保育を行う」，「事業所内保育：主として従業員の子どものほか，地域において保育を必要とする子どもに保育を提供」がある．
- ファミリーサポートセンターは，子育てを地域で相互援助する手伝いをする

用語解説

地域型保育事業

子ども・子育て支援新制度（2015 年 4 月 1 日施行）では，認定こども園，幼稚園，保育所の 3 つの施設類型のほかに，0〜2 歳児の保育の受け皿として法定化された．2015 年 4 月 1 日現在では 2,740 件（家庭的保育 931 件，小規模保育 1,655 件，居宅訪問型保育 4 件，事業所内保育 150 件）が実施されている．

特に事業所内保育は起業主導型保育事業の主軸として多様な就労形態に対応した保育サービスを拡大させた．2016 年 11 月より，多様な就労形態に対応した保育サービスを目的に，企業主導型保育事業として運営費・施設整備費の助成や子育て支援員研修がスタートした．

企業主導型保育事業：
https://www8.cao.go.jp/shoushi/shinseido/ryouritsu/pdf/gaiyou-2.pdf

子育て支援員研修：
https://www.nichiikids.net/

組織で，保育施設への送り迎え，保育施設の時間外や学校の放課後に子どもを預かる，保護者の病気や冠婚葬祭など急用時に子どもを預かる，病児・病後児の預かりや早朝・夜間など緊急時に子どもを預かるなど，育児の援助を受けたい人と行いたい人が会員となり，ファミリーサポートセンターが仲介し，会員同士で支え合う組織である．

- ファミリーサポートセンターでは，会員登録，会員同士の調整をはじめ，活動に必要な知識を提供する講習会や情報交換のための交流会を開催したり，保育所や医療機関などほかの子育て関連施設・事業との連絡調整も行っている．
- 赤ちゃん駅(赤ちゃんの駅)とは，誰でも自由におむつ替えや授乳が行えるスペースの愛称で，乳幼児をもつ子育て家族が安心して外出できる環境づくりとして，社会全体で子育てを支援する意識の醸成を図るために設置が進められている．現在，保育所や児童館などの公的機関をはじめ民間の機関でも環境整備が行われ，活用されている．

（3）統合保育

- 「統合保育」という言葉は，あまり聞き慣れないかもしれない．統合保育の概念は，「統合教育」から生まれた．「統合教育」は，障害のない健康な子どもの普通学級に，障害のある子どもを参加させ教育することをいう．スウェーデンでは 1960〜1970 年代にインテグレーション(統合教育)が推進され，国際児童年・ノーマライゼーションの理念の踏襲，子どもの権利条約の締結などが相互作用して，北欧から米国へと拡大し浸透した．
- 北欧や米国では，普通保育は 0 歳から就学前までの子どもを対象とし，障害をもつ子どもの保育は，特別保育事業の一つとして，1974 年より行われてきた．
- 日本における現在の制度は，「特別保育事業の実施について」(1998 年)という厚生労働省通知に基づいて行われており，条件を満たしている場合には入園の申請をすることができる．条件とは，①保育に欠ける(仕事などの事情で，家庭で保育ができないことをいう)，②集団保育が可能で日々通園できるもの，③特別児童扶養手当の支給対象障害児(所得により手当の支給を停止されている場合も含む)がある．
- 厚生労働省の基準は，「障害児の特性等に十分配慮して健常児との混合により行うものとする」とされており，統合保育という形態で行われる例が多い．
- 実際には，それぞれの自治体や保育所の受入体制や保育方針などにより，希望する障害をもつ子どもが入園できない現状がある．
- 保育所は子どもの生活や遊びの場であり，障害のある子とない子がともに育ち合うことが大切である．
- 障害をもつ子どもに対して，専門の保育担当の保育者(加配保育士と呼ばれている)を配置し，一人ひとりの障害に配慮したうえで統合保育が行われている．

（4）関係機関との連携・協働

- 近年，子育ては家族や親だけが担うという考え方から社会全体で子育てを支

えるという考え方に大きく転換した. 特に地域の子育て力の向上を重視し, さまざまな部署・機関による多職種や当事者グループ, ボランティア組織などにより支援されている. 地域で子育てにかかわるすべての人々により情報を共有化し, 健康上の問題や課題を皆で支えられるように連携を密にし, ともに働く姿勢をとることが必要である.

- 市町村の保健師は, 家庭訪問や乳幼児健康診査など身体的な情報をつかめる立場にあることから, 保健師を中心とした連携・協働が効果的である.
- 看護職の専門職としての役割は, 保育中の急な体調不良や事故による傷害が発生した場合に子どもの身体的な状態を観察し, 状況に応じて保護者に連絡するとともに, 必要があれば嘱託医やかかりつけ医に相談し適切な処置を行う.

  感染症においては日常から予防に努め, 感染症発生時には嘱託医や市町村, 保健所等に連絡するとともに適切な対応を図る.

  また, アレルギー疾患や慢性疾患, 先天性疾患をもつ子どもの保育においては, 保護者と信頼関係を保ちながら医師の診断および指示に基づいた生活が送れるよう情報共有や支援体制を築くことが必要である.

外国人の子どもの家族

- 法務省によると 2018 年末では, 日本の在留外国人は約 273 万人で, 国籍・地域の数は 195 におよぶ. 国から移住または就労などによって日本に転居してきた家族が子どもをもっている場合がある. 夫婦のどちらかが日本語を話せる場合はよいが, 夫婦共に日本語を母国語とせず, 話すことができない場合, 保育に関しての言葉の問題, 食べ物の問題, 文化の違いなど, いくつかの困難が挙げられる.

（1）言葉の問題へのサポート

- 日本語を母国語としない保護者とのコミュニケーションの際に, 市役所や日本保育協会の「外国人保育の手引き」を活用することや, 「やさしい日本語」でゆっくり話したり, 漢字にルビを打つ, ローマ字表記をする, 絵や図を使用して説明をするなどの工夫により理解を助けることができる.
- 愛知県のホームページでは, 「やさしい日本語」スマートフォン用アプリの無料配信と手引きの配布をしている.

▶やさしい日本語
【参照：第 8 章-2. 災害に備えて p.197】

（2）食べ物の問題と文化の違い

- 宗教上, 食べてはいけないものがあったり, 食事の方法が異なる場合がある. 私達は, 日本のやり方が常識であるという思い込みから抜け出し, 他国の異なる習慣に関心をもち, 保護者とともに方針を話し合うようにすることが大切である. しかし, 宗教や文化的習慣などを話すのは, 言葉が通じなければ互いにうまくいかないことが多い. 行政の通訳サービスや通訳ボランティアを要請するなど, 地域にあるサービスを活用することも大切である. 保育士がすべて抱えるのではなく, 地域のサービスにつなげる役割も重要で

ある.

- 日本語を母国語としない保護者にとっては，日本の習慣で困ったことや書類等でのわからないことを，子どもの送り迎えをするときなどに話すことができる保育士の役割は大きいといえる.

自己学習 ▶ 保護者と地域における専門職との連携・協働

1. 児童虐待の虐待者が実母約（　　　）割，実父約（　　　）割を占める結果は，（　　　）の状況を示しており，子どもの（　　　）と（　　　）を（　　　）に理解してもらうことが重要である.

2. 子育てに関する相談は，さまざまな場所で行っており，保健部門では（　　　）で（　　　），（　　　）が対応することが多く，福祉教育部門では（　　　）や（　　　）などを利用し（　　　）や地域の（　　　）で対応することが多い.妊娠期から子育て期にわたる総合的相談や支援を（　　　）で実施する（　　　）の設置が法定化された.

3. 統合保育の概念は，（　　　）から生まれた.「統合教育」は，障害のない健康な子どもの（　　　）に（　　　）を（　　　）させ（　　　）することをいう.

解答

[1] 5，4，育児困難，特徴，成長発達，親となる保護者

[2] 保健センター，保健師，臨床心理士，子育て支援センター，児童館，保育士，育児サークル，ワンストップ，母子健康包括支援センター（子育て世代包括支援センター）

[3] 統合教育，普通学級，障害のある子ども，参加，教育

索引

太字は図表中の項目を含む

中山書店の出版物に関する情報は，小社サポートページを御覧ください．
https://www.nakayamashoten.jp/support.html

子どもの健康と安全　改訂第2版

2019 年 9 月 25 日	初版	第 1 刷発行
2021 年 1 月 10 日		第 2 刷発行
2022 年 11 月 20 日	改訂第 2 版	第 1 刷発行

編集／執筆 ── 大西　文子

発行者 ── 平田　直

発行所 ── 株式会社 中山書店
〒112-0006　東京都文京区小日向 4-2-6
TEL 03-3813-1100（代表）
https://www.nakayamashoten.jp/

本文デザイン ── ビーコム

装　丁 ── ビーコム

イラスト ── 市村玲子

印刷・製本 ── 図書印刷株式会社

Published by Nakayama Shoten Co., Ltd.　　　　　　Printed in Japan
ISBN　978-4-521-74977-8
落丁・乱丁の場合はお取り替え致します